Marion Holz

Gaby Guzek/Elisabeth Lange

PILZE IM KÖRPER
KRANK OHNE GRUND?

Gaby Guzek/Elisabeth Lange

PILZE IM KÖRPER
KRANK OHNE GRUND?

Pilzinfektionen erkennen
und behandeln –
mit ausführlicher Anti-Pilz-Diät

SÜDWEST

7. Auflage 1995

© 1994 by Südwest Verlag GmbH & Co.KG, München
Redaktionsleitung: Renate Weinberger
Umschlaggestaltung: Heinz Kraxenberger, München
Illustrationen: Sabine Paul, München
Layout, Satz: Kraxenberger DTP, München
Druck und Bindung: Legoprint, Trento
Printed in Italy

Gedruckt auf chlor- und säurefreiem Papier

ISBN 3-517-01503-2

INHALT

Vorwort   12

TEIL 1 – GABY GUZEK
Pilzinfektionen: die unerkannten Krankheiten

Eine Ursache, viele Symptome   16
Einfach krank – ein typisches Beispiel   16
Auch typisch: Mehrere Krankheiten zugleich   17
Wie die Symptomenvielfalt zustande kommt   17

Pilze – Freund und Feind des Menschen   19
Was alle Pilze gemeinsam haben   19
Warum einige Pilze schädlich sind   20
Welche Pilze krank machen   21
     Hefen   22
     Schimmelpilze   22
     Dermatophyten   23
Infektionsquellen   23
Unser Körper ist ein Paradies für Pilze   25

Pilze – auf Dauer schädlich   28
Das Schmarotzertum   28
Mykotoxine   28

Pilzinfektionen erkennen   31
Der schmerzhaft gedehnte Blähbauch   31
Kurzer Atem und Herzbeschwerden   32
Quälendes Jucken am Darmausgang   32
Lästige Hauterscheinungen   32
Heißhungerattacken und Übergewicht   32
Verdauungsprobleme   33
Die »Säuferleber« ohne einen Tropfen Alkohol   34
Chronische Blasen- und Scheidenentzündungen   34

Gelenk- und Muskelschmerzen	35
Müde, schlapp und unkonzentriert	35
Sexuelle Unlust	35
Schlechte Haut und fettige Haare	36
Checkliste: Haben Sie Pilze?	37

Die Risikofaktoren einer Pilzinfektion 38

Antibiotika	38
Ernährung	39
Die Anti-Baby-Pille	40
Ein geschwächtes Immunsystem oder chronische Krankheiten	40
Kortison	41
Checkliste: Risikofaktoren einer Pilzinfektion	42

Das Immunsystem 43

Wie das Immunsystem funktioniert	43
Gefahren für das Immunsystem	44
Einige Bestandteile des Immunsystems	45

Fehlfunktionen des Immunsystems 46

Allergien	46
Allergien gegen Hefen	46
Nahrungsmittelallergien	47
Atemwegsallergien	48
Die Rotationsdiät – Hilfe bei der Diagnose	49

Chronische Krankheiten 50

Diabetes, die Zuckerkrankheit	50
Schuppenflechte und Neurodermitis	51
Kopfschuppen	52
Fettstoffwechselstörungen und Herz-Kreislauf-Krankheiten	52
Rheuma	53
Arthritis	54
Gicht	54

Vor der Behandlung – die Diagnose 55

Das Gespräch mit dem Arzt 55
Was wissen Naturheilkundler 57
Was wissen Heilpraktiker 57
So erkennen Sie, ob Ihr Therapeut Sie gut betreut 58

Den Pilzen auf der Spur 59

Der Nachweis im Labor 59
Die Bluttests 64
Pilztests: Ausgefeilte Technik, aber nicht immer wahr 65

Die Medikamente 66

Die Behandlung – immer eine Kombination 66
Der Klassiker Nystatin, ein wirksames Medikament 67
Medikamente für den Darm: Natamycin und Amphotericin B 69
Medikamente für den ganzen Körper: die Azole 69
Pulver, Tinkturen und Shampoos: Hilfe gegen Hautpilze 70

Pilze behandeln 71

Die erste Woche – das sollten Sie zu Beginn tun 71
Die zweite Woche – das sollten Sie nun tun 72
Die dritte Woche und die Zeit danach 73
Was tun, wenn die Pilze wiederkommen? 74

Alternative und ergänzende Therapien 75

Der Aufbau der Darmflora 75
Die Stärkung des Immunsystems 77
Homöopathische Verfahren 78
Wann bin ich wieder gesund? 81

TEIL 2 – ELISABETH LANGE

Die Anti-Pilz-Diät
Heilen und Vorbeugen durch gesunde Ernährung

Heilsames Essen   84
Warum die Diät wichtig ist   84
So bieten Sie den Parasiten Schach   85

Günstige Lebensmittel   86

Lebensmittel, die Sie meiden sollten   88

Die Verlockung des Süßen   90
Verzicht auf Zucker   90
Zucker steckt in allen Kohlenhydraten   91
Kleines Zuckerlexikon   92

Ballaststoffe – gut gegen Pilze   94
Wie Ballaststoffe auf Pilze wirken   94
Ballast zum Kaufen   97

Gesundes Frühstück   98
Brot in der Pilzdiät   98
Welche Brotsorte paßt in die Diät?   98
Am besten Sauerteig   99
Ein Müsli am Morgen …   100
Was das Diätmüsli bringt   100
Tips zum Anti-Pilz-Müsli   101

Getreide – die gesunden Körner 102

Die Vorzüge aufs Korn genommen	102
Weizen, Dinkel und Grünkern	103
Roggen	103
Hafer	103
Buchweizen	104
Hirse	104
Gerste	105
Quinoa	105
Hinweise fürs Getreidekochen	106
Getreiderezepte	107

Vom Korn zum Mehl 113

Das richtige Mehl verwenden	113
Mehlsorten	114
Selbst gemahlen	115

Gemüse tut gut! 116

Gesund, heilsam und schmackhaft	116
Roh oder gekocht?	117
Salate nach Saison	117
Salat- und Gemüserezepte	118

Hülsenfrüchte – kein Pilzfutter 136

Zubereitungs-Tips	136
Rezepte für Hülsenfrüchte	137

Kartoffeln – die tollen Knollen 145

Kartoffel-Rezepte	146

Fleisch – ein Muß? 157

Gesunder Fleischgenuß	157
Chemie im Fleisch	158
Senf ohne Zucker	158
Fleisch-Rezepte	159
Raffinierte Öle	161
Müssen es kaltgepreßte Öle sein?	162
Welches Fett ist richtig?	167

Das Gute am Fisch 169

Fisch-Rezepte	170

Hühnereier 176

Eier und Cholesterin	176
Eier-Rezepte	178

Köstliche Saucen 188

Saucen-Rezepte	188

Milchprodukte 197

Ist Joghurt günstig?	197
Sauermilchprodukte	197
Schlagsahne	198
Gehört Käse in die Diät?	198
Rezepte mit Milchprodukten	199

Süßigkeiten ohne Zucker 200

Wieviel Süßstoff darf man nehmen?	200
Warum kein Obst?	201
Rezepte für Süßigkeiten	202

Schöner Trinken 210

Wieviel soll ich trinken? 210
Was darf ich trinken? 210
    Mineralwasser · Kräutertees 211
    Kaffee · Wein und Bier 211
Getränke-Rezepte 212

Anti-Pilz-Diät bei chronischen Krankheiten 215

Anti-Pilz-Diät für Diabetiker 215
Was sollen Gichtkranke essen? 217
Anti-Pilz-Diät bei Rheuma? 217
Zuviel Fett oder Cholesterin im Blut? 218

Allergie gegen zahme Pilze 219

Hefefrei backen und kochen 219
Backrezepte 220
Hefefreie Brühen 229
Brühen für den Vorrat 232

Pilze können unser Essen vergiften 233

Vorsicht: Pilzgifte in Lebensmitteln 233
Pilzgifte in Fleisch und Milch 234
Schimmel – ein Grund zum Wegwerfen 234
Im Haushalt vorbeugen 235

Gesunde Ernährung – für immer 236

Das richtige Maß finden 236
Fitnesstips für das Immunsystem 238

Anhang 240

Patienten bekommen Rat und Hilfe bei … 240
Diagnostik und Behandlung von Pilzinfektionen 240
Wissenschaftliche Fachberatung 241
Labors, an die Ärzte Proben einsenden können 242

VORWORT

Heute lassen sich Krankheiten heilen, die noch vor ein oder zwei Generationen Todesopfer gefordert haben. Immer ausgefeiltere Operationsmethoden, präzise Diagnosemöglichkeiten bis hinein in das menschliche Erbgut und komplizierte Labortechnik machen dies möglich.

Doch bei vielen chronischen Beschwerden und Krankheiten streckt die moderne Medizin immer noch die Waffen. Chronische Krankheiten wie Allergien, Schuppenflechte, Neurodermitis oder verschiedene Darmerkrankungen machen die Mediziner oft ratlos. Dies gilt erst recht, wenn ein Patient darüber klagt, ständig müde, abgeschlagen oder unkonzentriert zu sein. Dann erhält er schon mal den Tip, es doch beim Psychiater zu versuchen.

Krank machende Pilze kennt man schon seit 1835 – also viel länger als Viren und Bakterien.

Oft ist dieser Rat jedoch überflüssig – denn bei allem Fortschritt vernachlässigt die heutige Medizin ein Wissensgebiet, das älter ist als manch andere medizinische Forschung. Die Rede ist von der medizinischen Mykologie, der Wissenschaft von den Pilzen. Bereits 1835 berichteten Mediziner von der krank machenden Wirkung dieser winzigen Lebewesen. Erst viel später entdeckten sie Bakterien und Viren. Heute ist es medizinisches Allgemeinwissen, daß diese Mikroorganismen dem Menschen schaden können. Doch während Forscher im Laufe der letzten eineinhalb Jahrhunderte ein immenses Wissen über ihre Schädlichkeit anhäuften, gerieten Pilze als Krankheitsauslöser weitgehend in Vergessenheit. Nur wenige Ärzte kennen sich heute mit den Krankheitsbildern aus, die sie hervorrufen können.

Experten schätzen, daß jährlich 7000 bis 10 000 Menschen in Deutschland an Pilzinfektionen sterben – oft merkt dies erst der Leichenbeschauer. Trotzdem kümmern sich um krank machende Pilze meist nur jene Ärzte, die ohnehin mit Schwerstkranken zu tun haben. Sie wissen, daß Pilze Menschen mit einem geschwächten Abwehrsystem schwer zu schaffen machen. Und auch viele Hautärzte kennen und behandeln Pilze als Krankheitserreger auf der Haut, weil hier ihre Spuren deutlich sichtbar sind.

Vorwort

Nur sehr zaghaft setzt sich die Erkenntnis durch, daß Pilze auch bei »inneren« Beschwerden ein Rolle spielen können, und das nicht nur bei Schwerkranken. Viele Mediziner sind immer noch der Ansicht: »Pilze schaden nicht.« Sehr fundiert ist diese Meinung meist nicht, denn die medizinische Mykologie kommt in der Ausbildung der Ärzte kaum vor. Und diese Wissenslücke wird sich so schnell nicht schließen: An den Universitäten der alten Bundesländer gibt es keinen Lehrstuhl für medizinische Pilzkunde, so daß auch die Ärzte von morgen keine Ausbildung darin erhalten. In der ehemaligen DDR gab es an einigen medizinischen Hochschulen mykologische Abteilungen, doch sie fristen heute ein Mauerblümchendasein.

Pilzkunde steht nicht auf dem Medizinerstundenplan. Deshalb werden sich auch die Ärzte von morgen nicht mit den Krankmachern auskennen.

Mancher Arzt lehnt es aber auch deshalb ab, sich eingehender mit Pilzen zu beschäftigen, weil Quacksalber das Thema für sich entdeckt haben. Sie verbreiten Angst und Schrecken mit obskuren Thesen über Pilzkrankheiten und machen damit ihr Geschäft. Auch das verhindert, daß sich eine längst bewiesene Erkenntnis durchsetzt: Pilze sind Schmarotzer, die den Menschen krank machen können – und es gibt ungefährliche, wirksame Methoden, sie wieder loszuwerden.

Gaby Guzek und Elisabeth Lange

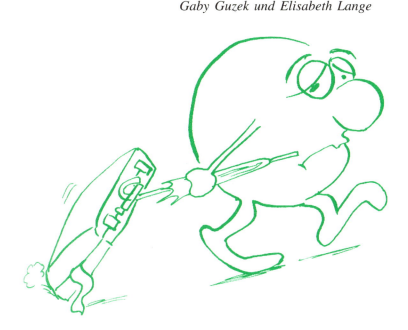

TEIL 1: GABY GUZEK

PILZINFEKTIONEN: DIE UNERKANNTEN KRANKHEITEN

EINE URSACHE, VIELE SYMPTOME

KRANK MACHENDE PILZE ERKENNT MAN NICHT AUF DEN ERSTEN BLICK

Ärzte und Patienten haben es nicht leicht: Die Auswirkungen einer Pilzinfektion sind so vielfältig, daß es fast unmöglich ist, sie auf den ersten Blick zu erkennen wie etwa einen Schnupfen. Wie vielfältig die Auswirkungen von Pilzen auf den menschlichen Körper sein können, zeigen die folgenden, typischen Beispiele.

Einfach krank – ein typisches Beispiel

Eine vierzigjährige, früher sportliche Frau ist ständig müde, schläft zwölf Stunden täglich. Schon kurz nach dem Aufstehen fühlt sie sich wie gerädert. Ihr Job wird ihr zur Qual: Sie kann sich nicht konzentrieren, selbst die kleinsten Handgriffe fallen ihr schwer. Sie hat das Gefühl, »wie durch Kleister zu gehen«, und sie vermag sich an manchen Tagen nicht einmal zu Arbeiten durchzuringen, die ihr sonst Spaß machen. Zeitweilig ist sie arbeitsunfähig, sie fühlt sich »einfach krank«. Der Arzt kann sich auf diese Symptome keinen Reim machen. Der Bluttest zeigt normale Werte, auch einen Eisenmangel schließt der Mediziner aus. Gleichzeitig nimmt die Frau seit Jahren trotz Hungerkuren und täglicher Kalorienkontrolle stetig zu.

Müdigkeit, Gelenkschmerzen und Heißhunger sind typische Anzeichen für eine Pilzinfektion.

Ab und zu überfällt sie Heißhunger auf Schokolade, Kekse oder Brot. Sie hat dann das Gefühl, »völlig verhungert zu sein« und ein »Flirren vor den Augen« zu haben. Dann verschlingt sie Butterbrote und Schokolade – weit über ihr Hungergefühl hinaus. Ihr Heißhunger läßt sich auch nicht mit den gängigen Diättricks wie einer Schüssel Salat oder einem Joghurt stillen. Versucht sie es damit, ißt sie anschließend die Süßigkeiten wie im Zwang obendrein. Nach einiger Zeit beginnen sie scheinbar unerklärliche Schmerzen in den Finger- und Kniegelenken zu quälen. Auch hier weiß der Arzt nicht weiter. Die Frau begibt sich deshalb in naturheilkundliche Behandlung. Ihr Therapeut untersucht sie als erster auf eine mögliche Pilzinfektion. Es stellt sich heraus, daß die Frau an einer massiven Darminfektion mit der krankmachenden Hefe *Candida albicans* leidet. Sie bekommt Medikamente und stellt ihre Ernährung um. Bereits nach drei Tagen lassen die Heißhungeranfälle und die Schmerzen nach, die Müdigkeit verschwindet. In den nächsten acht Monaten nimmt sie zehn Kilo ab. Müdigkeit, Gelenkschmerzen und Heißhungerattacken sind typische Anzeichen für eine Pilzinfektion im Körper. Daß diese Schmarotzer sich aber auch ganz anders bemerkbar machen können, zeigt ein weiteres Beispiel.

Auch typisch: Mehrere Krankheiten zugleich

Einem jungen Mann machen heftige Herzschmerzen zu schaffen. Vor allem nachts hat er manchmal das Gefühl, sein Herz würde sich »überschlagen«. Eine gründliche Untersuchung beim Arzt zeigt jedoch, daß sein Herz völlig gesund ist. Schließlich lautet die Diagnose: psychosomatische Herzbeschwerden. Gleichzeitig plagen den Mann immer wieder heftige, schmerzhafte Blähungen und Verdauungsbeschwerden. Er gerät schnell außer Atem und hat immer das Gefühl, erkältet zu sein, weil seine Nase andauernd verstopft ist und der Kopf »wie zugesetzt« scheint.

Schließlich bekommt er eine Prostataentzündung, und ein anderer Arzt untersucht seinen Urin. Darin findet sich der krank machende Keim *Candida albicans,* der sich vom Darm aus dorthin ausgebreitet hatte. Eine Behandlung vor allem des Darmes mit Anti-Pilz-Medikamenten und eine strikte Diät beseitigen nicht nur die Prostataentzündung, sondern lassen auch Blähungen, Herzschmerzen und alle anderen Symptome verschwinden.

Jeder Körper reagiert anders auf Pilze, deshalb ist die Diagnose oft so schwierig.

Wie die Symptomenvielfalt zustande kommt

Beide Beispiele zeigen: Pilzkrankheiten und ihre Anzeichen sind enorm vielfältig. Ein und derselbe Keim wirkt sich bei jedem Menschen anders aus. Diese Symptomenvielfalt von Pilzerkrankungen kommt zustande, weil sich jeder Körper mit den Schmarotzern anders auseinandersetzt. Bei einigen Menschen hält das Immunsystem die Pilze einigermaßen im Zaum – dafür machen dem Betroffenen dann möglicherweise schädliche Produkte der Pilze zu schaffen. Sie klagen vielleicht über Gelenkschmerzen. Weil Pilze das Abwehrsystem arg strapazieren können, leiden andere wiederum an einem lädierten Immunsystem, sind dauernd erkältet und fühlen sich immer krank.

Eine Ursache, viele Symptome

Das sollten Sie unbedingt beachten!

Viele Beschwerden, die Pilze hervorrufen, lassen sich noch nicht erklären. Behandelt man diese Patienten gegen Pilze, verschwinden auch die unerklärlichen Symptome. Die Symptomenvielfalt von Pilzinfektionen und die noch bestehenden Wissenslücken können sogar Fachleute in die Irre führen. Machen Sie deshalb niemals den Fehler, selbst die Diagnose zu stellen und dabei alle Symptome auf eine vermeintliche Pilzinfektion zurückzuführen.

Falls Sie unter scheinbar unerklärlichen Schmerzen oder anderen Beschwerden leiden, klären Sie unbedingt mit einem Arzt, ob dahinter nicht andere Krankheiten stecken.

Findet sich keine Erklärung, können Sie Pilze als mögliche Krankheitsursache in Betracht ziehen – und Ihren Arzt darauf aufmerksam machen.

Auch wenn Sie selbst felsenfest davon überzeugt sein sollten, daß an Ihren Beschwerden Pilze schuld sind: Der Gang zum Arzt ist unerläßlich.

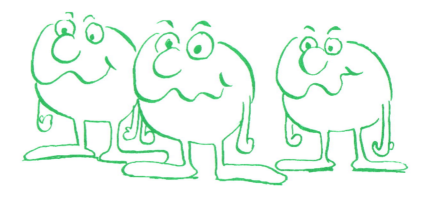

PILZE – FREUND UND FEIND DES MENSCHEN

NÜTZLICHE BACKHEFE UND KRANK MACHENDE PILZE SIND ENG VERWANDT

Pilze kennt jeder, denn die wenigsten wachsen verborgen im Körper des Menschen. So will der Bäcker die Backhefe nicht missen, Biertrinker in Bayern mögen mit Hefeweizen nicht geizen. Auch bei der Käseherstellung leisten Pilze gute Dienste: Keinen Camembert, Brie oder Roquefort ohne einen Edelschimmelpilz. Und der Feinschmecker schätzt seine schmackhaften Schwammerl. Doch diese zahmen Pilze haben unfreundliche Verwandte, die zu Plagegeistern für den Menschen werden können.

Was alle Pilze gemeinsam haben

Egal, ob Krankmacher oder fetter Fliegenpilz: Biologisch gesehen gehören sie zu den Pflanzen, ihre nächsten Verwandten sind die Algen. Weil Pilze jedoch keine pflanzentypischen Merkmale wie Wurzel, Blatt oder Blüte haben, sprechen Biologen gern vom abgeschlossenen »Reich der Pilze«.

Ein Pilz besteht zu einem großen Teil aus einem unsichtbaren Geflecht, dem Myzel. Manchmal wächst aus diesem Pilzmyzel ein Fruchtkörper heraus. Einige dieser Fruchtkörper sind begehrte Speisepilze: Champignons, Maronen oder Steinpilze sind nur einige Beispiele. Der größere Teil des Pilzes aber gedeiht im verborgenen und kann dort riesige Ausmaße annehmen: Das größte Lebewesen der Erde ist ein Pilz!

Amerikanische Forscher haben ein Pilzgeflecht im Boden gefunden, das sich auf einer Fläche von über 600 Quadratkilometern ausdehnt. Auch menschliche Zellen wie etwa die Haut durchzieht ein Pilz mit einem unsichtbaren Geflecht.

Das größte Lebewesen der Erde ist ein Pilz. Er ist über 600 Quadratkilometer groß.

So unheimlich diese Gewächse zunächst erscheinen: Es ist gut, daß es Pilze gibt, denn sie sind eigentlich nichts anderes als riesige Recyclingfabriken. Weil sie selbst keine Energie aus Luft und Sonne herstellen können, wie es etwa Blumen und Bäume tun, müssen sie sich

Pilze: Freund und Feind des Menschen

mit den Nährstoffen begnügen, die ihnen andere Organismen zur Verfügung stellen. In der Regel sind abgestorbene Pflanzen oder Tierkadaver ihre Nahrung. Pilze können diese Reste vollständig verwerten, übrigbleiben nur noch wenige Stoffe wie Mineralien oder Wasser. Die stehen nun wieder anderen Lebewesen zur Verfügung. Ohne Pilze gäbe es deshalb kein Leben auf unserer Erde.

Pilze sind keine Feinschmecker und absolut nicht wählerisch, was ihre Nahrung betrifft. Deshalb kommen sie auch so gut wie überall vor. Im Boden tummeln sie sich genauso wie in der Luft, im Wasser, in Lebensmitteln, Wohnungen – und manche eben auch in Lebewesen. Wir nennen sie dann schädlich, wenn diese Pilze schmarotzen und ihrem »Wirtsorganismus« schaden können.

Warum einige Pilze schädlich sind

Experten schätzen, daß etwa 100 Pilzarten im menschlichen Organismus wachsen und ihm schaden können. Ein Pilz gilt dann als schädlich, wenn er in der Lage ist, im menschlichen Körper dauerhaft zu überleben und sich von ihm zu ernähren. Mediziner nennen krank machende Pilze »pathogen«.

Pilze sind absolut keine Feinschmecker: Sie ernähren sich von abgestorbenen Tieren und Pflanzen.

Wollen sich Pilze auf Dauer an einigen Stellen des Körpers wie etwa dem Darm – einem ihrer Lieblingsplätze – einnisten, müssen sie sich an den Körperzellen des Wirtes festhalten können. Dafür sind pathogene Pilze mit chemischen Substanzen ausgestattet, mit denen sie an Hautzellen regelrecht »andocken« können. Ist diese Verbindung einmal geschlossen, hält sie so fest wie ein Patentkleber: Auch heftige mechanische Reibung – etwa kräftiges Rubbeln an pilzinfizierten Füßen – kann Pilze nicht mehr völlig entfernen.

Einige Pilze sind sogar in der Lage, mit chemischen Substanzen Hautzellen aufzulösen und durch sie hindurchzuwachsen. Das geschieht unter anderem im Darm, wenn die Hefen nicht genügend Nahrung erhalten. Auf der Suche nach Verwertbarem bohren sie sich durch die Darmwand hindurch bis in die Blutgefäße. Diese zapfen sie an und ernähren sich von dem im Blut gelösten Zucker.

Doch auch ein Pilz, der sich noch so gut in der Darmschleimhaut festhält, kommt gegen eine funktionierende körpereigene Abwehr nicht an. Deshalb haben einige krank machende Pilze die Fähigkeit entwickelt, die Abwehrkräfte der Hautoberfläche zu blockieren. Sie können die für die Abwehr an der Darmoberfläche zuständigen Immunglobuline vom Typ A – kurz IgA – chemisch aufspalten. Diese können ihnen dann nichts mehr anhaben.

Krank machende Hefen haben noch einen weiteren Trick, der körpereigenen Abwehr zu entgehen. Sie können sich so tarnen, daß das Immunsystem sie für körpereigene Zellen hält und in Ruhe läßt. Das Abwehrsystem erkennt körperfremde Stoffe normalerweise an ihrer Oberflächenstruktur. Einige Pilze können das Aussehen körpereigener Zellen nachahmen und so der Abwehr entgehen.

Pilze »kleben« an der Haut und lassen sich auch nicht mehr wegrubbeln.

Der Körper verfügt neben den Abwehrzellen noch über weitere Möglichkeiten, sich unerwünschte Eindringlinge, etwa im Magen-Darm-Trakt, vom Leibe zu halten – aber auch sie können krank machende Pilze unterlaufen. Der extrem saure Magensaft beispielsweise tötet die meisten Mikroorganismen zuverlässig ab oder verhindert zumindest ihre Vermehrung. Beispielsweise stirbt die unschädliche Bäcker- oder Brauerhefe in einem solchen Milieu ab. Nicht so aber krank machende Hefen: Sie fühlen sich selbst noch in einer extrem sauren Umgebung pudelwohl und können sich munter vermehren.

Welche Pilze krank machen

Krank machende Pilze gibt es überall auf der Welt. In den Tropen gibt es beispielsweise Arten, die lebensgefährliche, schwer zu behandelnde Erkrankungen hervorrufen. Glücklicherweise kommen solche gefährlichen Pilze in unseren Breiten nicht vor. Das liegt vor allem an unseren besseren hygienischen Verhältnissen. Bei uns schafft vor allem eine zuckerreiche und ballaststoffarme Ernährung einigen Darmpilzen geradezu paradiesische Lebensbedingungen.

Auch im sauren Magensaft wachsen krank machende Pilze ungerührt weiter. Normalerweise überleben Keime diese Säure nicht.

Um die Übersicht über die krank machenden Pilze zu erleichtern, teilen Mikrobiologen Pilze in drei verschiedene Gruppen ein: die Hefen, die Schimmelpilze und die sogenannten Dermatophyten. Pilze aus jeder Gruppe können dem Menschen schaden.

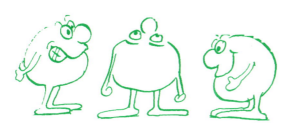

Pilze: Freund und Feind des Menschen

Hefen

Hefen sind die häufigsten Verursacher von Krankheiten. Nicht jeder Pilz ist eine Hefe, aber jede Hefe ist ein Pilz. Mikrobiologen nennen diesen Pilz *Candida*. Die meisten Infektionen verursacht *Candida albicans*, wörtlich übersetzt »weiße Hefe«. Sie ist auch bei Ärzten am bekanntesten.

Häufigster Krankmacher ist die Hefe **Candida albicans.**

Viele Mediziner sagen *Candida,* wenn sie *Candida albicans* meinen. Doch es gibt mehrere krankmachende Candida-Arten. Diese Unterscheidung ist wegen der Behandlung wichtig. Denn die schädlichen Hefen *Candida krusei* und *Candida glabrata* können den heute gängigen Anti-Pilz-Medikamenten wesentlich länger widerstehen, ohne ganz zu verschwinden. Deshalb richtet sich die Behandlungsdauer auch nach der festgestellten Pilzart.

Auch die Hefe *Candida tropicalis* macht krank. Sie ist nach neuen Erkenntnissen genau wie *Candida glabrata* oder *Candida krusei* auf dem Vormarsch und verursacht immer häufiger Infektionen. Daneben gibt es noch eine ganze Reihe anderer Hefen, die seltener auftreten.

Schimmelpilze

Bei Schimmelpilzen gibt es neben unschädlichen Arten wie den Edelschimmeln im Käse andere, die krank machen. Zu ihnen gehört beispielsweise der *Aspergillus niger* – der »schwarze Schimmel«. Er wächst gerne an feuchtem Mauerwerk und hinterläßt dort charakteristische schwarze Flecken. Der schwarze Schimmel produziert zur Fortpflanzung reichlich Sporen, die auch unter ungünstigen Bedingungen überdauern. Auch nach vielen Jahren wächst aus ihnen wieder ein neuer Pilz.

Der »Fluch des Pharao« war ein Schimmelpilz. Heute weiß man, daß sich die verstorbenen Ägyptenforscher beim Öffnen der Grabkammer eine Lungeninfektion mit einem gefährlichen Schimmelpilz zugezogen haben.

Schwirren viele Schimmelpilzsporen durch die Luft, geraten sie beim Einatmen in die Lunge. Eine solche Infektion ruft schwere Krankheiten hervor. Ein bekanntes Beispiel ist der »Fluch des Pharao« Tutanchamun: Bei der Entdeckung seines Grabes im Jahre 1922 starben 27 Menschen, die die Pyramide betraten, an einer geheimnisvollen Lungenkrankheit. Als erstes erlag ihr der Ägyptenforscher Lord Carnavon. Heute weiß man, daß er sich beim Betreten der Grabkammer mit immensen Sporenmengen eines Schimmelpilzes infiziert haben muß, der sich in seinen Lungen einnistete und sie zerstörte.

Ganz so zufällig scheinen die Todesfälle jedoch nicht zu sein. Forschungen weisen darauf hin, daß die alten Ägypter Schimmelpilze ganz bewußt als biologische Waffen eingesetzt haben. So fanden Wissenschaftler Gefäße, auf denen die Schimmelpilze wahrscheinlich gezielt angezüchtet wurden – um den ersten zu töten, der die Grabkammer unbefugt betritt.

Für so gefährliche Pilzinfektionen der Atemwege kommen neben dem *Aspergillus niger* auch andere Schimmelpilze wie der *Aspergillus fumigatus* in Frage. Er gefährdet besonders Arbeiter in Nahrungsmittelbetrieben wie etwa Käsereien, Bäckereien, Mühlen oder Brauereien. Aber auch bei Gärtnern, Landwirten und bei Angestellten in der Holzwirtschaft ist eine solche »Lungen-Aspergillose«, wie Mediziner diese Erkrankung nennen, eine typische Krankheit.

Dermatophyten

Als letzte Gruppe der krank machenden Pilze treiben die sogenannten Dermatophyten vor allem auf der menschlichen Haut und auf Hand- und Fußnägeln ihr Unwesen. Einige von ihnen hinterlassen nur rötliche Flecken, andere wiederum können zu schweren und schmerzhaften Hautschäden führen. Früher nahm man an, daß sich diese Pilze nur von den ohnehin abgestorbenen Hautschüppchen ernähren würden. Doch es hat sich gezeigt, daß ein Dermatophyt die Haut mit seinem Pilzgeflecht regelrecht durchzieht. Sein Wachstum zerstört die Haut, weil er sich auch von noch lebenden Hautzellen ernährt. Ein Trost, weil es so gruselig klingt: Pilzinfektionen mit Dermatophyten sind zwar lästig, aber nicht lebensgefährlich.

Pilzinfektionen mit Dermatophyten sind zwar lästig, aber nicht lebensgefährlich.

Infektionsquellen

Vor Pilzen ist man nirgends sicher. Zwar gilt für die meisten Pilzerkrankungen: Man bekommt sie nicht, man holt sie sich – aber das ist schnell geschehen. Schimmelpilzsporen beispielsweise schwirren in vielen Wohnungen ebenso durch die Luft wie im Wald oder auf Wiesen. Allerdings reicht die Konzentration der Pilzsporen meist nicht für eine Infektion aus.

Die Biotonne als Gefahrenquelle

Eine alltägliche, typische Infektionsquelle für Schimmelpilze ist die Biomülltonne, die sich mit wachsendem Umweltbewußtsein steigender Beliebtheit erfreut. Die Speisereste sind ein idealer Nährboden für Pilze, besonders wenn die Tonne warm steht und selten geleert wird. Mit dem Öffnen des Deckels entsteht ein Luftwirbel, der dem Um-

In Biotonnen finden Pilze reichlich Nahrung. Steht der Naßmülleimer in der Wohnung, stimmt auch die Temperatur. Er bietet Pilzen geradezu paradiesische Lebensbedingungen.

weltfreund eine große Menge an Schimmelpilzsporen – meist des *Aspergillus fumigatus* – entgegenschleudert.

Besonders gefährdet sind Menschen mit Asthma oder einer Bronchitis. Ihnen raten Ärzte, die Finger von der Biotonne zu lassen, weil sich in ihren geschädigten Lungen die Sporen besonders gut festsetzen können. Ein Dauerbombardement mit diesen potenten Krankheitserregern erträgt selbst eine gesunde Lunge nur schwer. Auch für Gesunde gilt deshalb der Tip, den verrottenden Naßmüll nicht länger als einen Tag in der Wohnung zu behalten.

Tiere als Überträger

Anders als Schimmelpilze und Dermatophyten kommen krank machende Hefen nicht frei in der Natur vor. Sie sind auf die Versorgung durch ein Lebewesen angewiesen, allerdings sind sie hier überhaupt nicht wählerisch. Tiere gehören zu den häufigsten Pilzinfektionsquellen des Menschen. *Candida*-Arten können beispielsweise von Kühen, Hunden, Katzen, Pferden, Schweinen, Hühnern und sogar Fischen übertragen werden.

Dermatophyten können von fast allen Haustieren auf den Menschen übergehen. Oft kommt es hier auch zu einem unfreiwilligen Ping-Pong-Effekt. Schließlich kann auch Ungeziefer Pilze übertragen. Milben beispielsweise kriechen auf einem infizierten Hautstück von Tier oder Mensch entlang. Dabei heften sich Pilze an ihren Panzer und können beim nächsten Kontakt einen anderen Menschen oder ein anderes Tier befallen.

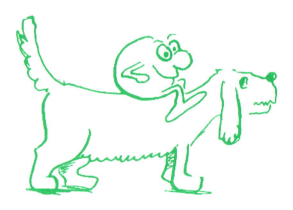

Von Mensch zu Mensch

Natürlich kann auch ein Mensch den anderen infizieren. Ein Kuß reicht hierzu oft schon aus. Vom Mund breiten sich die Pilze dann im gesamten Verdauungstrakt aus.

Beim Geschlechtsverkehr können sich Partner gegenseitig anstecken. Deshalb sollte bei ständig wiederkehrenden Scheidenpilzinfektionen der Partner mitbehandelt werden, auch wenn er oft von seiner Infektion nichts merkt. Wenn Pilzinfektionen hartnäckig wiederkehren, sollte immer daran gedacht werden, daß der Partner die ständige Infektionsquelle sein könnte.

Hauptüberträger von Pilzinfektionen sind Tiere. Aber häufig infiziert auch ein Mensch den anderen.

Unser Körper ist ein Paradies für Pilze

Pilze mögen es warm und feucht, regelmäßiges Füttern schätzen sie ebenfalls sehr. Dies alles finden sie im menschlichen Organismus und können dort optimal gedeihen. Die verschiedenen Pilzarten bevorzugen spezielle Lieblingsplätze.

Der Darm

Schädliche Hefen beispielsweise brauchen keinen Sauerstoff zum Leben. Ihr idealer Standort ist deshalb der Darm. Wie in einem Selbstbedienungsrestaurant schwimmen sie in einem nie versiegenden Nahrungsbrei. Unter optimalen Bedingungen kann sich die Anzahl der krank machenden Hefen im Darm innerhalb von nur 20 Minuten verdoppeln. Bevor der Mensch die Chance hat, wichtige Nährstoffe aufzunehmen, bedient sich erst der Pilz. Das gilt in erster Linie für Zucker und leicht verdauliche Kohlenhydrate, aber auch für einen so wichtigen Mineralstoff wie Kalzium, das der Pilz für seinen Zellaufbau benötigt. Der Mensch als unfreiwilliger Gastgeber von diesen Nährstoffen bekommt nur, was übrigbleibt.

Für Hefen ist der Darm ein hervorragendes Selbstbedienungsrestaurant.

Die unregelmäßige Darmoberfläche bietet krank machenden Hefen ideale Verstecke. In ihren vielen kleinen Ausstülpungen, den sogenannten Darmzotten, sitzen Pilze besonders gern. Meistens bilden sie dort kleine Nester. Und von dort aus können sie den ganzen Körper besiedeln. In der Darmschleimhaut gibt es kleine Spalten, durch die einzelne Pilzzellen hindurchpassen. Von dort gelangen sie in die feinen Blutäderchen, die den Darm durchziehen – und so über den Blutstrom in den ganzen Körper und alle Organe.

Krank machende Hefen leben bevorzugt im Dünndarm. Dort können sie sich mit bestimmten Enzymen an die Darmschleimhaut anheften. Diese Hefezellen teilen sich immer weiter und bilden Fäden, die dann im Nahrungsbrei wie Algen in einem Bach schwimmen. Wenn sehr viele Pilze im Darm vorhanden sind, wachsen sie häufig auch bis in den Dickdarm oder sogar bis zum Darmausgang vor.

Die Harnwege

Ein funktionierendes Abwehrsystem schränkt diese Ausbreitung ein und tötet viele Pilzzellen ab, bevor sie weiteren Schaden anrichten können. Funktioniert die Abwehr nicht mehr richtig oder sind zu viele Pilzzellen im Körper unterwegs, können sich einige Exemplare auch in anderen Organen niederlassen. Gerne sitzen sie dann beispielsweise in der Blase oder den Nieren. Sie lassen sich dann auch im Urin nachweisen. Andere Orte, an denen sie sich festsetzen können, sind das Auge, die Geschlechtsorgane und die Atemwege.

Krank machende Candida-Arten befallen auch Blase, Nieren und Augen. Meistens ist der Darm jedoch der Ausgangspunkt einer solchen Infektion.

Haut, Haare und Nägel

Auch auf der Haut und in Finger- und Fußnägeln fühlen sich Hefen unter Umständen ganz wohl. Studien haben gezeigt, daß vor allem ältere Menschen krank machende Hefen auf der Haut haben. Dort ernähren sich die Pilze von oberen Hautschichten und Hornplatten – und zerstören sie damit.

Haut, Nägel und Haarwurzeln sind jedoch auch der Stammplatz der Dermatophyten. Weil sie es gern etwas kühler als 37° Celsius haben, besiedeln sie den Wirt vor allem von außen. Einige jedoch vertragen auch höhere Temperaturen und können deshalb auch unter der Haut und in den Lymphknoten wachsen. Rund 80 Prozent aller Hautpilzerkrankungen sind auf Dermatophyten zurückzuführen.

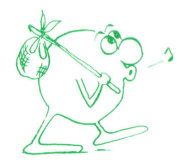

Unser Körper ist ein Paradies für Pilze

Die Atemwege

Auch die Schimmelpilze attackieren nicht nur Joghurt, Obst und Brot, sondern wachsen auf und im Menschen. Ihr bevorzugter Standort sind die Atemwege, weil sie Sauerstoff zum Leben brauchen. Besonders gerne überziehen sie die Bronchien mit ihrem Pilzgeflecht und rufen dann asthmaartige Beschwerden hervor. Auch hier hilft sich der Körper oft selbst: Ein wachsender Schimmelpilz reizt die Hautoberfläche der Bronchien so stark, daß der Infizierte nach einiger Zeit heftig husten muß. Dabei werden die Pilze mit der ausgehusteten Luft nach außen geschleudert. Ist die Schleimhaut jedoch vorgeschädigt – etwa durch eine chronische Atemwegserkrankung –, kann sich der Pilz auch dauerhaft festsetzen, weil dieser Abwehrmechanismus nicht mehr funktioniert.

Schimmelpilze attackieren nicht nur Lebensmittel, sondern wachsen auch in den Atemwegen. Besonders gerne überziehen sie die Bronchien mit ihrem Pilzgeflecht.

Wichtig

Egal, ob Hefen, Dermatophyten oder Schimmelpilze: Sie alle sind äußerst flexibel, was ihren Standort anbelangt. Sie können sich über das Blut ausbreiten, wie es etwa die Hefen tun. Zum anderen geschieht dies durch eine Schmierinfektion.

Eine Pilzerkrankung bleibt deshalb selten auf nur eine Körperstelle begrenzt. Ist zum Beispiel die Harnblase infiziert, sollten stets auch andere Organe auf eine Infektion untersucht und behandelt werden, um den steten Nachschub an Pilzen zu unterbinden – der Behandlung der Blase allein wäre nur ein kurzer Erfolg beschieden. Das gleiche gilt auch für Haut- oder Nagelpilze.

PILZE – AUF DAUER SCHÄDLICH

PILZE KÖNNEN IHREN STANDORT
VEHEMENT VERTEIDIGEN

Pilze schaden dem Körper auf verschiedene Art. Zum einen entziehen sie dem Nahrungsbrei im Darm wichtige Substanzen, die der Organismus selbst bräuchte. Zum anderen sichern sie ihren bequemen Standort, indem sie mit schädlichen Stoffwechselprodukten die Immunabwehr des Körpers schwächen. Das nützt auf Dauer auch anderen Krankheitserregern wie Viren und Bakterien.

Das Schmarotzertum

Wer so gewaltig in die Vorgänge des Körpers eingreift wie Pilze, der hinterläßt dort auch Spuren. Krank machende Pilze können dem Organismus ihres Wirtes erheblich schaden. Die wenigsten bringen sofort tödliche Gefahren mit sich, denn davon hätte der Schmarotzer nichts. Er möchte sich möglichst lange bequem von seinem unfreiwilligen Gastgeber ernähren. Pilze lieben Substanzen, die der Körper selbst eigentlich bräuchte, und sitzen oft an einer strategisch günstigeren Stelle, um sich an die Nahrung heranzumachen. Dieses Schmarotzertum macht einem befallenen Organismus langfristig Schwierigkeiten.

Mykotoxine

Pilze schwächen das Immunsystem ihres unfreiwilligen Gastgebers.

Schädlicher als vielleicht fehlende Nährstoffe sind aber die Stoffwechselprodukte von Pilzen, die dem Körper zu schaffen machen. Davon produzieren pathogene Pilze reichlich. Sie halten sich damit unliebsame Konkurrenz wie etwa Bakterien vom Leib. Außerdem schwächen sie das Abwehrsystem ihres Wirtes, um nicht ständig von dessen Immunsystem attackiert zu werden. Das erreichen die Schmarotzer mit hochwirksamen Giften. Diese Gifte nennt man Mykotoxine. Mykotoxin bedeutet wörtlich übersetzt »Pilzgift«. Das bekannteste Mykotoxin ist der Alkohol: Hefen bilden ihn, indem sie Kohlenhydrate vergären. Alkohol ist nicht nur bei Bier- und Weintrinkern beliebt. Er leistet beispielsweise auch bei der Desinfektion von Wunden gute Dienste, weil er Bakterien und Viren abtötet. Und genau dazu benutzen Pilze im Körper ihre Gifte. Sie töten die Konkurrenz und sichern sich dort so ihren Standort.

Anders jedoch als beispielsweise der hochgiftige Knollenblätterpilz bilden Mikropilze nicht immer Gifte. Schimmelpilze und Hefen beispielsweise können ihre Toxine nur bilden, wenn ihre Lebensbedingungen optimal sind. Sie benötigen zur Herstellung sehr viel Energie. Ist allerdings genügend zum Fressen da und stimmt die Temperatur, produzieren Pilze reichliche Mengen Mykotoxine.

Pilzgifte richten nicht sofort Schaden an. Die meisten machen erst nach vielen Jahren krank.

Eines der bekanntesten Mykotoxine ist das Aflatoxin, das Schimmelpilze bilden. Diese Substanz ist eines der gefährlichsten Mykotoxine, das wir heute kennen. Es kann schon in winzigen Mengen Leberkrebs hervorrufen. Neben dem Aflatoxin gibt es noch über 400 andere Pilzgifte, die von vielen verschiedenen Pilzarten gebildet werden können. Viele sind deutlich weniger giftig als das Aflatoxin, über andere Mykotoxine ist kaum etwas bekannt.

Was die Pilzgifte verursachen

Viele Wissenschaftler kritisieren, daß vor allem die Dauerschäden viel zuwenig erforscht sind, die Mykotoxine anrichten können. Denn die meisten Vergiftungen mit diesen Substanzen entstehen nicht plötzlich, sondern unmerklich und schleichend. Viel häufiger nehmen Menschen diese Gifte über einen langen Zeitraum auf und werden erst nach Jahrzehnten krank davon.

Wer nach so winzigen Mykotoxinmengen fahndet, braucht sehr genaue und aufwendige Meßverfahren. Kostspielig wären auch die Versuche zu Langzeitschäden durch Mykotoxine. Kaum ein Labor kann es sich leisten, über Jahre oder sogar Jahrzehnte entsprechende Untersuchungen beispielsweise an Tieren durchzuführen.

In den meisten Fällen stecken Mykotoxine unbemerkt in Lebensmitteln. Besonders problematisch sind jedoch Gifte, wenn sie von Pilzen gebildet werden, die im menschlichen Körper wachsen. Vor ihnen gibt es kein Entrinnen mehr. Krank machende Hefen bilden das sogenannte Canditoxin. Zwar ruft dieses Gift erst in so großen Mengen sofort Krankheitssymptome hervor, wie sie im Körper nicht auf einmal entstehen können. Langfristig jedoch bewirkt es, daß sich der Organismus nicht mehr richtig gegen die Besiedelung mit pathogenen Pilzen wehren kann.

Auch krank machende Hefen können Mykotoxine produzieren. Dieses Gift beeinflußt vor allem das Immunsystem.

Pilze: Auf Dauer schädlich

Japanische Forscher fanden heraus, daß Canditoxin den Körper daran hindert, spezielle Immunzellen herzustellen. Diese »T-Lymphozyten«, wie sie der Mediziner nennt, können so den Hefen kaum noch etwas anhaben. So legen Hefen die Abwehr lahm und können sich um so besser vermehren.

Zum anderen haben so aber auch andere unerwünschte Eindringlinge wie etwa Viren oder Bakterien ein leichtes Spiel, die dann ihrerseits Krankheiten hervorrufen. Einige Forscher vermuten, daß Pilze auch bei der Entstehung von Allergien eine wichtige Rolle spielen, eben weil sie das Immunsystem durcheinanderbringen. Studien haben gezeigt, daß sich Allergien und auch Krankheiten wie Neurodermitis bessern, wenn der Patient außerdem gegen Pilze behandelt wird.

Mykotoxine

Mykotoxine sind giftige Stoffwechselprodukte von Pilzen. Selbst für ihre Erzeuger sind sie so gefährlich, daß die Pilze sie schnell ausscheiden müssen, damit sie keinen Schaden erleiden. Vor allem Schimmelpilze bilden diese Gifte, doch auch andere Mikropilze sind dazu in der Lage. Die chemische Struktur von Mykotoxinen ist so unterschiedlich wie ihre Wirkungsweise. Einige reizen die Haut nur leicht, andere rufen schon in winzigen Mengen Krebs hervor. Mykotoxine sind extrem stabil: Weder Hitze unter 160° C noch Säuren können ihnen etwas anhaben, auch Kochen zerstört sie oft nicht.

Wie gefährlich Mykotoxine für Lebewesen sein können, wissen vor allem Tiermediziner. Aus der Nutztierhaltung kennt man den enormen wirtschaftlichen Schaden, den mykotoxinbelastetes Futter anrichten kann. So starben 1960 in England 100 000 Truthähne an einer Aflatoxinvergiftung. Danach begann auch die Humanmedizin, sich mit diesen Krankmachern zu beschäftigen.

PILZINFEKTIONEN ERKENNEN

DIE ANZEICHEN DIESER KRANKHEIT
SIND ENORM VIELFÄLTIG

Es ist schwer, nur anhand von Symptomen die sichere Diagnose »Pilzinfektion des Darmes« zu stellen. Pilzerfahrene Ärzte kennen jedoch einige recht typische Symptome, bei denen sie sofort auf eine Infektion mit den Schmarotzern tippen. So verwirrend die Vielfalt der Symptome auf den ersten Blick erscheinen mag: Viele Anzeichen hängen eng miteinander zusammen. Der Grund für die meisten Symptome ist heute schon gut wissenschaftlich erklärbar, einige verstehen Wissenschaftler noch nicht ganz.

Der schmerzhaft gedehnte Blähbauch

Eines der bekanntesten Anzeichen für eine Pilzinfektion im Darm ist ein »Blähbauch«. Ganz typisch ist es, wenn sich nach einem Stück Torte, nach Schokolade oder auch einer Portion Spaghetti der Bauch vorwölbt und schmerzhaft dehnt.

Wie ein solcher Trommelbauch entsteht, kann derjenige nachvollziehen, der schon einmal die Zubereitung eines Hefeteiges beobachtet hat. Wir verwenden dafür harmlose Bäckerhefe, um beispielsweise Brotteige zu lockern und hoch aufgehen zu lassen. Dafür machen wir es uns zunutze, daß diese Pilze Kohlenhydrate im Teig vergären und Gas produzieren. Nichts anderes geschieht im menschlichen Darm. Bei einer Idealtemperatur von 37° C ernähren sich auch dort Hefen von Zucker oder anderen Kohlenhydraten und produzieren dabei Gase. Der Bauch wird dabei so aufgetrieben, daß die Geplagten zuweilen das Gefühl haben zu platzen.

Menschen mit einer Darmpilzinfektion fühlen sich oft aufgetrieben wie ein Luftballon: Die Schmarotzer rufen häufig einen schmerzhaften Blähbauch hervor.

Pilzinfektionen erkennen

Kurzer Atem und Herzbeschwerden

Hefen produzieren im Darm Gase, die das Zwerchfell nach oben drücken. Der Platzmangel im Brustraum führt zu Herzschmerzen.

Der Darm kann sich so sehr mit Gas füllen, daß er das Zwerchfell nach oben drückt. In diesem verengten Brustraum haben Lunge und Herz nicht mehr genug Platz. Deshalb muß der Pilzinfizierte oft schon nach wenigen Treppenstufen nach Luft japsen. Von Zwerchfell und Lunge bedrängt, macht gelegentlich auch das Herz Schwierigkeiten. Das reicht von einem einfachen »Herzstolpern« oder unregelmäßigem Herzschlag bis hin zu starken Herzschmerzen.

Quälendes Jucken am Darmausgang

Viele Menschen mit Darmpilzen mögen nicht darüber reden: Sie quält oft ein juckender, roter Hautausschlag am Darmausgang, der manchmal auch näßt. Nach dem Stuhlgang brennt und schmerzt die Haut. Ein solches Analekzem, wie es die Mediziner nennen, ist ein Hinweis darauf, daß sich schon sehr viele Pilze im Darm eingenistet haben.
Den meisten Menschen ist es unangenehm, diese Beschwerden auch vor ihrem Arzt zuzugeben – nicht zuletzt, weil viele annehmen, als »unsauber« zu gelten.

Lästige Hauterscheinungen

Wenn der Darm mit Pilzen infiziert ist, finden sich die Plagegeister auch häufig in allen anderen Teilen des Verdauungssystems, angefangen im Mund. Hier erscheinen sie als weißer Belag auf Zunge und Zahnfleisch, der sich auch mit heftigem Gurgeln, Bürsten oder Reiben nicht völlig entfernen läßt. Doch auch außerhalb des Verdauungstraktes können sich die Pilze niederlassen, beispielsweise auf der Haut, wo sie juckende, schuppige Flecken hervorrufen.

Heißhungerattacken und Übergewicht

Heißhunger und bleierne Müdigkeit quälen viele Pilzkranke.

Die Vorliebe von Pilzen für Zucker und andere Kohlenhydrate zeigt sich auch am Eßverhalten des Infizierten: Heißhungerattacken auf Schokolade, Brot oder Kuchen sind die Folge. Verweigert man den Pilzen ihre Lieblingsspeise, protestieren sie merkbar: Die Infizierten fühlen sich dann schwach vor »Hunger«. Anzeichen wie Muskelzittern oder ein »Flirren vor den Augen« sprechen für eine Unterzuckerung, also für einen unnormal niedrigen Blutzuckerspiegel. Untersucht der Arzt jedoch auf eine mögliche Zuckerkrankheit, fällt das Ergebnis meist trotzdem negativ aus. Dennoch ist die Beobachtung korrekt, »unterzuckert zu sein«.

Messungen bei Menschen mit Pilzinfektionen des Darmes haben ergeben, daß die Infizierten an heftigen Schwankungen des Blutzuckerspiegels leiden – und so die gleichen Beschwerden wie ein Zuckerkranker entwickeln. Ein Grund dafür ist, daß die Pilze im Darm einen großen Teil Kohlenhydrate für sich verbrauchen und die Nährstoffe nicht dahin kommen, wo sie gebraucht würden. Dem Organismus fehlt also wirklich Zucker, er schlägt Alarm und fordert zusätzliche Energie durch Nahrung an. Einige Wissenschaftler vermuten noch einen zweiten »Trick« der Schmarotzer. Sie meinen, daß Pilze direkt in den Stoffwechsel des Menschen eingreifen, weil sie mit Hilfe bestimmter Botenstoffe beim Organismus Zucker regelrecht anfordern – und so eine Heißhungerattacke auslösen. Um die Plagegeister zufriedenzustellen, essen Pilzkranke oft insgesamt viel zuviel, denn der Zuckermangel erzeugt eine Gier auf Eßbares. So kommen oft enorme Kalorienmengen zusammen. Da die Pilze aber nicht alles verbrauchen, leiden viele Pilzinfizierte an Übergewicht. Die typischen Fettpölsterchen widersetzen sich jeglichen Diäten. Oft verlieren Pilzgeplagte durch eine Anti-Pilz-Behandlung drastisch an Gewicht – ganz ohne zu hungern oder auf Kalorien zu achten.

Ärzte untersuchen Pilzkranke oft zunächst auf Diabetes, denn diese Patienten fühlen sich häufig »wie unterzuckert«.

Verdauungsprobleme

Damit sich Pilze im Darm richtig wohl fühlen können, halten sie sich mit ausgeklügelten Methoden die Konkurrenten vom Hals und richten dabei weiteren Schaden an. Weil sie Bakterien verdrängen, die zur natürlichen Darmflora gehören, leiden viele Patienten an chronischer Verstopfung. Bei anderen Pilzkranken weist ständiger Durchfall auf die Pilze im Darm hin. Deshalb ist bei Verstopfung auch Vorsicht mit Abführmitteln geboten: Die Pilze sind die einzigen, denen eine solche Behandlung nichts ausmacht. Dagegen gehen nützliche Bakterien dabei oft zugrunde.

Vorsicht mit Abführmitteln! Sind Pilze an einer Verstopfung schuld, verschlimmern diese Medikamente die Beschwerden noch.

Außerdem schwächen Abführmittel die Selbstheilungskräfte des Darmes. Er kann sich dann nicht mehr so gut gegen unliebsame Eindringlinge wie etwa krank machende Pilze wehren. Pilze im Darm können sich auch außerhalb des Verdauungssystems bemerkbar machen, etwa in den Harnwegen oder in anderen inneren Organen.

Die »Säuferleber« ohne einen Tropfen Alkohol

Krank machende Hefen stellen im Darm auch Alkohol her. So können auch abstinente Pilzinfizierte reichlich davon im Körper haben.

Ein geradezu klassisches Anzeichen für eine Hefeinfektion sind krankhaft erhöhte Leberwerte – wie etwa bei einem Alkoholiker oder bei Gelbsucht. Ergibt die Laboruntersuchung keinen Hinweis auf eine Infektion, bleibt dem Arzt oft nur der Verdacht auf »das Gläschen zuviel« – auch wenn der Patient beteuert, daß er nichts trinkt. Dabei können beide recht haben. Obwohl der Infizierte nicht einen Tropfen Alkohol anrührt, hat er davon möglicherweise trotzdem reichlich im Körper – mit entsprechenden Folgen für die Leber. Denn Hefen produzieren nicht nur Gase, sondern auch Alkohol, wie jeder Bier- oder Weinliebhaber weiß. Auch im Darm vergären Hefen Zucker zu Alkohol, der dann ins Blut übergeht. Oft sind dies sogar sogenannte Fuselalkohole, die für die Leber besonders giftig sind.

Chronische Blasen- und Scheidenentzündungen

Pilze machen sich nicht nur gerne im Darm breit. Sie können von dort aus in den ganzen Organismus wandern und an vielen anderen Körperstellen Ärger machen. Ständig wiederkehrende, lästige Scheidenpilzinfektionen sind möglicherweise ein Zeichen für eine Infektion des Darmes. Eine Behandlung gegen die Infektion der Scheide allein hilft deshalb meist nur kurze Zeit. Wenn etwa beim Waschen aus dem Darm ständig neue Pilze dorthin gelangen, ist die nächste Infektion vorprogrammiert.

Nicht immer sind Bakterien an Blasenentzündungen schuld. Auch Pilze können eine solche Infektion hervorrufen.

Das gleiche gilt auch für die Blase und die Harnwege. Vor allem bei Frauen ist der Übertragungsweg kurz. Die Ausbreitung vom Darm zur Scheide und von dort zur Blase ist bei ihnen schnell geschehen. Eine Pilzinfektion der Blase ruft die gleichen Beschwerden hervor wie eine Entzündung durch Bakterien. Schwierigkeiten beim Wasserlassen oder ein schmerzhaftes Brennen sind nur zwei Beispiele. Sind Bakterien die Plagegeister, lassen sie sich im Urin nachweisen und mit speziellen Medikamenten – sogenannten Antibiotika – behandeln. Sind Pilze die Ursache einer Blasenentzündung, helfen Antibiotika nicht weiter. Im Gegenteil – man schafft den Pilzen damit die lästige Bakterienkonkurrenz vom Leib, erleichtert ihnen das Leben und ebnet dem nächsten Entzündungsschub den Weg.

Gelenk- und Muskelschmerzen

Viele Menschen mit Pilzinfektionen plagen sich mit Muskel- und Gelenkschmerzen. Sie spüren ein heftiges Stechen und Reißen in Finger-, Knie-, Schulter- und Ellenbogengelenken oder in der Nacken- und Rückenmuskulatur. Oft werden solche Patienten behandelt, als hätten sie Rheuma oder Gicht. Das bleibt bei Pilzen natürlich ohne Erfolg. Wie Pilze diese Schmerzen hervorrufen, ist noch nicht ganz geklärt. Wahrscheinlich reagiert der Körper auf Stoffwechselprodukte der Pilze, die sie bei ihrem Wachstum ausscheiden.

Müde, schlapp und unkonzentriert

Wie heftig der Körper gegen Pilze kämpft – und doch meist unterliegt –, zeigt sich deutlich an einem anderen Symptom einer Pilzinfektion: Viele Betroffene sind ständig müde, schlapp und unkonzentriert. Ihr Organismus leistet andauernd Schwerstarbeit, um die Schmarotzer in Schach zu halten – für andere Aktivitäten haben Pilzinfizierte meistens keine Energie mehr.

Je nachdem, wie gut die Abwehr gerade funktioniert, sind auch die Symptome einer Pilzinfektion mal heftiger, mal schwächer. Die wenigsten Patienten wagen sich mit so ungenauen und wechselhaften Symptomen zum Arzt – sie ahnen wohl, daß viele Mediziner ihre Beschwerden als »Befindlichkeitsstörungen« abtun oder sie mit psychischen Problemen erklären.

Pilzinfizierte sind häufig müde, weil ihr Immunsystem immer auf Hochtouren laufen muß, um die Keime in Schach zu halten.

Sexuelle Unlust

Auf psychische Probleme tippt auch oft derjenige, bei dem die Lust auf einmal nachläßt, obwohl er oder sie früher viel Spaß am Sex hatte. Wenn bei Ihnen scheinbar urplötzlich das erotische Kribbeln nachläßt, könnte es aber auch an einer Pilzinfektion liegen. Pilze können einem die Freude am Sex auf verschiedene Art vergällen. Wer ohnehin ständig schlapp und müde ist, bei dem bleibt auch die erotische Energie auf der Strecke. Außerdem können natür-

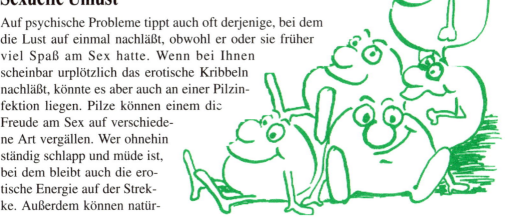

Pilzinfektionen erkennen

Pilze können den Spaß am Sex vergällen, weil sie in den Hormonhaushalt eingreifen.

lich pilzentzündete Geschlechtsteile eine heiße Liebesnacht zur Qual werden lassen. Es gibt Hinweise, daß Pilze noch auf abgefeimtere Art in das Liebesleben eingreifen können: Sie produzieren Hormone und hormonähnliche Substanzen, mit denen sie den menschlichen Hormonhaushalt durcheinanderbringen. So löst sich die Lust in Luft auf. Im schlimmsten Fall kann eine Pilzinfektion einen Mann impotent machen und die Fruchtbarkeit von Frauen stören. Es gibt Fälle, in denen unfreiwillig kinderlose Frauen nach einer Anti-Pilz-Behandlung problemlos schwanger wurden.

Schlechte Haut und fettige Haare

Das Wechselbad der Hormone ist es wahrscheinlich auch, das eine weitere Nebenerscheinung von Pilzinfektionen hervorruft: Viele Pilzkranke plagen sich mit schlechter Haut, mit Pickeln und mit fettigen, stumpfen Haaren herum. Sind die Pilze beseitigt, kommt das eigene Hormonsystem wieder ins Lot. Die Haut bekommt ihre frische Farbe zurück, und die Haare glänzen wieder. Pilze wachsen exzellent, wenn man ihnen reichlich Hormone zur Verfügung stellt. Diese Wirkstoffe können beispielsweise aus der Anti-Baby-Pille stammen, einem großen Risikofaktor für eine Pilzinfektion bei Frauen.

Wichtig zu wissen

Eine Infektion mit Darmpilzen ruft keine unverwechselbaren Symptome hervor. Die Krankheit wirkt sich bei jedem Menschen anders aus. Zum einen, weil unterschiedliche Pilze an den Beschwerden schuld sein können. Zum anderen reagiert jeder Organismus anders auf die Infektion. Das hängt zum Beispiel davon ab, wie fit der Mensch ist und wie gut sein Körper beziehungsweise sein Immunsystem mit den schädlichen Stoffwechselprodukten der Pilze fertig wird.

Mit der nebenstehenden Checkliste lassen sich Pilzinfektionen trotzdem zumindest gut eingrenzen. Eine hundertprozentige Diagnose ist natürlich nicht möglich. Falls Sie mit schwerwiegenden Störungen, wie etwa Verdauungs- oder Gleichgewichtsproblemen, noch nicht bei Ihrem Arzt gewesen sind, sollten Sie keinesfalls nur aufgrund der Checkliste für sich eine Pilzinfektion diagnostizieren. Es ist unerläßlich, daß ein Arzt auch nach anderen möglichen Ursachen für Ihre Beschwerden sucht.

Checkliste: Haben Sie Pilze?

Haben Sie in letzter Zeit eines oder mehrere der folgenden Symptome wiederholt bei sich beobachtet? Sollte dies zutreffen, gehen Sie unbedingt zum Arzt. Beginnen Sie niemals eine Anti-Pilz-Behandlung aufgrund einer Selbstdiagnose.

- **Blähungen, Verstopfung, Durchfall**
- **Ein juckender, roter, manchmal nässender Ausschlag am Darmausgang**
- **Magenschmerzen, Mundgeruch**
- **Übermäßige Müdigkeit, Abgeschlagenheit, Unkonzentriertheit**
- **Vergeßlichkeit, Stimmungstiefs**
- **Heißhunger auf Süßes, auf kohlenhydratreiche Lebensmittel oder Obst**
- **Muskelzittern und dabei das Gefühl, »wie verhungert« zu sein**
- **Flirren vor den Augen**
- **Hartnäckiges Übergewicht trotz vieler Diäten**
- **Kurzatmigkeit, eine verstopfte Nase wie bei einer Erkältung, Ohrentzündungen**
- **Muskelschmerzen, ein »steifer Nacken«**
- **Gelenkschmerzen, geschwollene Gelenke**
- **Unreine Haut, Rötungen, Pickel, trockene Haut, stumpfe, fettige Haare**
- **Muffiger Körpergeruch an Händen oder Füßen**
- **Pilzinfektionen der Scheide, starke Beschwerden vor und während der Monatsblutung**
- **Blasenentzündungen**
- **Prostataentzündungen**
- **Nachlassender Spaß am Sex**

DIE RISIKOFAKTOREN EINER PILZINFEKTION

NICHT NUR MEDIKAMENTE BEGÜNSTIGEN PILZE

Vor krank machenden Pilzen ist man nirgends sicher. Doch nicht bei jedem nisten sie sich ein. Einige Menschen sind für eine Infektion mit den Schmarotzern besonders anfällig. Zum einen sind bestimmte Krankheiten und Medikamente Risikofaktoren für eine solche Erkrankung, zum anderen fördern falsche Lebens- und Ernährungsgewohnheiten eine Infektion mit krank machenden Pilzen.

Antibiotika

Antibiotika und eine zuckerreiche Ernährung leisten einer Pilzinfektion Vorschub.

Eine gesunde Darmflora bietet krank machenden Pilzen kaum Chancen, sich auszubreiten. Rund 500 gutartige Bakterienarten besiedeln den Darm und nützen so dem Menschen. Schwierig wird es, wenn sich ein Mensch an krank machenden Bakterien infiziert und zum Beispiel eine Mandelentzündung bekommt. Dann werden Medikamente verabreicht, die gleichzeitig die nützlichen Darmbakterien abtöten. Dies bietet Pilzen gute Voraussetzungen, um sich rasant im Darm zu vermehren.

Wenn es sich die Pilze einmal an der Darmwand gemütlich gemacht haben, kann ihnen kaum jemand diesen Platz wieder streitig machen – auch nicht nützliche Bakterien, die sich nach der Antibiotika-Therapie wieder ansiedeln wollen. Haben die Pilze dann noch genügend Nahrung, können sie sich ungebremst im Darm ausbreiten.

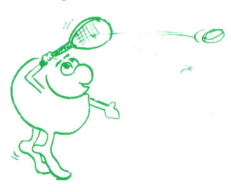

Ernährung

Für eine gute Versorgung der Pilze tut der deutsche Durchschnittsesser einiges. Denn vieles, was auf dem typisch deutschen Speisezettel steht, gehört zu den Leibgerichten der Schmarotzer: Sie lieben es süß und ballaststoffarm. Im Jahr 1992 verspeiste jeder Bundesbürger durchschnittlich rund sieben Kilogramm Schokolade, dazu 6,7 Kilogramm Zuckerwaren, 6,7 Liter Speiseeis und 6,6 Kilogramm Kuchen. Das sind insgesamt 27 Kilogramm Süßes!

Der Energielieferant Zucker ist die Kraftnahrung für krank machende Pilze. Süße Speisen und Getränke fördern das Pilzwachstum enorm. Mehr zum Thema Ernährung finden Sie im zweiten Teil des Buches (ab Seite 84). Doch nicht nur ein üppig gedeckter Tisch läßt Pilze sprießen: Sie schätzen es, wenn ihnen ihr unfreiwilliger Gastgeber weitere gute Wachstumsbedingungen schafft.

Antibiotika: Segensreiche Gifte

Antibiotika sind Gifte, die Bakterien abtöten können. Bemerkenswerterweise sind diese Substanzen oft giftige Stoffwechselprodukte von Pilzen. Mit ihnen führen Mikro-Lebewesen untereinander einen Krieg um die besten Überlebensräume. Daher auch der Name: »Gegen das Leben gerichtet«. Diese potenten chemischen Waffen können unliebsame Mikroben auf unterschiedliche Arten umbringen oder ihnen zumindest das Leben schwermachen. Einige wirken direkt giftig, andere behindern beispielsweise die Atmung der konkurrierenden Lebewesen. Antibiotika sind einer der Hauptgründe für die rasante Zunahme von Pilzinfektionen in den letzten Jahren. Trotzdem gehören sie zu den segensreichsten Medikamenten überhaupt. Ohne sie würden jährlich viele Millionen Menschen an Infektionen sterben, die heute dank dieser Medikamente längst ihren Schrecken verloren haben.

Die Anti-Baby-Pille

Nicht nur Zucker, auch bestimmte Hormone regen Pilze zum Wachstum an. Dazu gehört vor allem das weibliche Hormon Östrogen. Es ist noch nicht geklärt, ob Pilze dieses Hormon selbst zum Wachstum benötigen oder ob sie es »umbauen« und für ihre Vermehrung benutzen können. Einig sind sich die Forscher darüber, daß die östrogenhaltige Anti-Baby-Pille ein Risikofaktor für eine Pilzinfektion ist.

Babys können sich bei der Geburt schnell bei der Mutter anstecken. Sie sind für Pilze besonders anfällig, weil ihre Immunabwehr noch nicht richtig funktioniert.

Einen hohen Östrogengehalt im Blut haben auch schwangere Frauen. Deshalb zählt die Schwangerschaft zu den größten Risikofaktoren für eine Pilzinfektion. Untersuchungen haben gezeigt, daß rund 30 Prozent aller schwangeren Frauen unter den Schmarotzern zu leiden hatten. Wenn sich die Pilze in den Geburtswegen eingenistet haben, überträgt die Mutter die Pilze auf ihr Baby, das noch keine funktionierende Immunabwehr hat.

Häufig zeigt sich die Pilzinfektion bei Babys als weißer Belag auf der Zunge. Die Ärzte nennen ihn »Soor«. Babys mit einer solchen »Soormykose« neigen in den folgenden Lebensmonaten häufig zu Entzündungen, die im Bereich der Windeln auftreten und von Pilzen hervorgerufen werden. Eine Anti-Pilz-Behandlung des Säuglings beseitigt meist die entzündeten Stellen.

Ein geschwächtes Immunsystem oder chronische Krankheiten

Babys und alte Menschen sind vor allem deshalb anfällig für Pilzinfektionen, weil ihr Immunsystem nicht optimal funktioniert. Bei einer geschwächten Körperabwehr haben Pilze leichtes Spiel. Doch nicht

Ist das Immunsystem geschwächt, bekommen Pilze ihre Chance.

nur Alte und Babys können sich schlecht gegen die Schmarotzer wehren: Auch Menschen mit chronischen Krankheiten sind oft geschwächt, weil der Körper ununterbrochen gegen eine solche Krankheit ankämpfen muß. Deshalb bekommen Menschen mit Krebs, Diabetes, Gicht oder Rheuma besonders häufig Pilzinfektionen.

Dem Immunsystem können noch weitere Faktoren schaden. Wer sich über einen langen Zeitraum falsch ernährt, dem fehlen wichtige Vitamine, Mineralstoffe und Spurenelemente, die das Abwehrsystem zum optimalen Arbeiten braucht. Auch unter Dauerstreß macht die Körperabwehr schon einmal schlapp.

Kortison

Das Immunsystem ist dafür da, Krankheiten abzuwehren. Bei einigen Beschwerden reagiert es jedoch überperfekt. Dann gehen Abwehrkörper beispielsweise auf körpereigene Zellen los, weil sie sie für Eindringlinge halten. Diese Abwehrreaktion drosselt das Hormon Kortison, das der Körper selbst in kleinen Mengen für genau diesen Zweck herstellt. Als Medikament hilft es, Abwehrreaktionen zu unterdrücken. Krankheitserregern wie etwa Pilzen öffnet es damit Tür und Tor.

Kortison – das Bremserhormon

Was Ärzte heute als Kortison verschreiben, ist ein künstlich hergestellter Stoff, der dem körpereigenen Hormon nachgebaut ist. Natürliches Kortison entsteht in der Nebenniere und hat im menschlichen Organismus viele Aufgaben. Eine seiner wichtigsten Funktionen ist es, Entzündungsreaktionen zu bremsen.

In den letzten Jahren ist das Kortison als Medikament wegen seiner Nebenwirkungen in Verruf geraten. So schwemmen Kortisontabletten auf Dauer wichtiges Kalzium aus den Knochen, kortisonhaltige Salbe schädigt bei längerer Anwendung die Haut. Dennoch ist die Substanz bei der Behandlung vieler Krankheiten ein unverzichtbares Medikament.

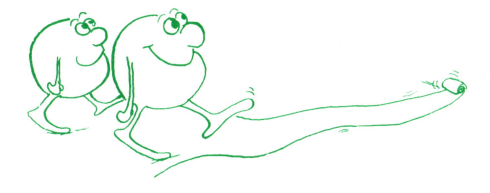

Die Risikofaktoren einer Pilzinfektion

Checkliste: Risikofaktoren einer Pilzinfektion

Eigentlich ist es kaum möglich, eine Pilzinfektion ausschließlich anhand von Symptomen festzustellen. Wenn Sie dem Verdacht weiter nachgehen wollen, ob es die Schmarotzer sind, die Sie plagen, beantworten Sie am besten die nachfolgenden Fragen.

Bei vielen Ja-Antworten zeigt sich, daß Sie ein erhöhtes Risiko für eine solche Krankheit haben. Trifft auf Sie eine oder sogar mehrere Aussagen zu, erhöht sich auch die Wahrscheinlichkeit dafür, daß Pilze an Ihren Beschwerden schuld sein können.

- **Haben Sie eine Antibiotika-Behandlung hinter sich? Vielleicht gegen eine Mandelentzündung, Ohrinfektionen oder einen entzündeten Zahn?**
- **Haben Sie jemals sogenannte »Breitspektrum«-Antibiotika erhalten? Sollten Sie sich nicht sicher sein, erkundigen Sie sich bei Ihrem Hausarzt.**
- **Hat diese Behandlung länger als zehn Tage gedauert, oder haben Sie sogar mehrere Antibiotika-Therapien hinter sich?**
- **Erhalten oder erhielten Sie über länger als zwei Wochen von Ihrem Arzt Kortison – etwa wegen Asthma, Gelenkentzündungen etc?**
- **Waren Sie einmal oder mehrere Male schwanger?**
- **Nehmen Sie länger als zwei Jahre die Pille oder andere Hormontabletten?**
- **Essen Sie gerne und sehr oft Süßes?**
- **Leiden Sie an einer der folgenden Krankheiten: Allergien, Zuckerkrankheit, Rheuma, Gicht, Neurodermitis, Schuppenflechte?**

DAS IMMUNSYSTEM

Ist unsere Körperabwehr fit, haben Pilze keine Chance

Jeden Tag versuchen Tausende von Bakterien, Viren und auch Pilzen, in den Körper einzudringen. Doch sie treffen auf keinen Wehrlosen. Das menschliche Immunsystem ist ein exzellenter Abwehrmechanismus, der die meisten Eindringlinge aus dem Verkehr zieht, bevor sie größeren Schaden anrichten. An der Abwehr von krank machenden Keimen wie etwa Pilzen wirken eine ganze Reihe von spezialisierten Zellen und Botenstoffen mit. Jeder Teil des Systems spielt dabei eine klar umrissene Rolle.

Wie das Immunsystem funktioniert

Manche Zellen regen einander an, andere hemmen einander bei Bedarf. Es gibt Zellteams, die mit vereinten Kräften Krankheitskeime abwehren, wieder andere spielen Müllabfuhr und transportieren die Reste der Abwehrschlacht aus dem Körper.

Viele Reaktionen und Regelmechanismen machen die menschliche Abwehr zu einem sehr komplexen System, dessen Funktionsweise noch nicht bis ins letzte geklärt ist. Ein perfekt funktionierendes Immunsystem schützt uns nicht nur vor Viren, Bakterien und Pilzen, sondern auch vor Krebs. So komplexe biologische Systeme sind leicht zu stören. Funktioniert die menschliche Abwehr nicht, wird man krank, weil Bakterien, Pilze oder Viren ungehindert eindringen. Viele Mediziner meinen, daß nur abwehrgeschwächte Menschen mit schweren oder chronischen Erkrankungen Pilzinfektionen erleiden.

Jeder Mitspieler im Abwehrteam des Immunsystems hat seine spezielle Aufgabe. Nur gemeinsam können sie eindringenden Keimen den Garaus machen.

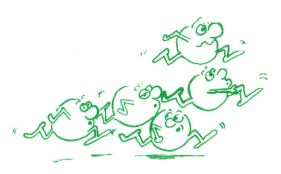

Das Immunsystem

Auch bei einem nur minimal lädierten Abwehrsystem haben Pilze eine Chance, sagen die Mykologen. Dabei ist schwer festzustellen, ob die vielfältigen Abwehrsysteme des Körpers nur teilweise geschwächt sind. Auch die Abwehrkräfte eines augenscheinlich Gesunden können also geschwächt sein, ohne daß er davon weiß.

Pilze bekommen nicht nur Schwerkranke. Auch Menschen mit einem nur leicht geschädigten Immunsystem können sich infizieren. Dazu reicht schon eine Grippe.

Einige Menschen haben von Natur aus eine besser funktionierende Immunabwehr als andere, die länger brauchen, um einen Keim niederzukämpfen. Auch solche Menschen bleiben gesund, nur sind sie krankheitsanfälliger. Ein zuverlässiges Abwehrsystem ist nicht zuletzt erblich. Außerdem weiß man heute, daß nicht nur Krankheiten das Immunsystem schwächen. Auch Streß führt dazu, daß nicht mehr alle Mitspieler des Immunsystems hundertprozentig fit sind: Streßhormone behindern ihre Arbeit.

Gefahren für das Immunsystem

Unverzichtbar für das Abwehrsystem ist auch eine ausgewogene Ernährung, weil jede Abwehrzelle Vitamine, Mineralstoffe und Spurenelemente benötigt. Manchmal fehlen dem Körper Nährstoffe, obwohl sich der Betroffene ausgewogen ernährt. Das ist beispielsweise möglich, wenn die Aufnahme eines Vitamins oder eines Mineralstoffes im Körper gestört ist. Dann nimmt der Betroffene davon zwar vielleicht ausreichend zu sich, in seinem Körper kommen allerdings nur wenige oder gar keine Nährstoffe an.

Fehlen dem Abwehrsystem Vitamine und Mineralstoffe, funktioniert es nicht mehr optimal. Ein solcher Mangel tritt manchmal sogar bei ausgewogener Ernährung auf.

Forschungen haben auch gezeigt, daß der Körper beim Kampf gegen Umweltschadstoffe von einigen Vitaminen Riesenmengen verbraucht. Wer beispielsweise schädliche Pflanzenschutzmittel im Körper hat, dem fehlen oft B-Vitamine, Vitamin C und das Spurenelement Selen. Raucher dagegen haben häufig zuwenig Beta-Karotin im Blut. Auch Schwermetalle wie Quecksilber oder Cadmium verursachen Mangelerscheinungen.

Treffen krank machende Keime wie etwa Pilze auf ein Immunsystem, das aus dem einen oder anderen Grund nicht ganz fit ist, haben sie vielleicht ein ähnlich leichtes Spiel wie bei bereits kranken Menschen. Pathogene Pilze sind also auch für augenscheinlich Gesunde eine Gefahr – nicht zuletzt, weil sie in der Lage sind, das Immunsystem aktiv zu schwächen.

Einige Bestandteile des Immunsystems

Die körpereigene Abwehr hat viele Mitspieler. Jeder hat eine andere Aufgabe, zusammen verhindern sie, daß krank machende Keime in unseren Körper eindringen und sich dort vermehren können. Funktioniert bei diesem abgestimmten Zusammenspiel nur ein Teil nicht richtig, kann man krank werden.

Antikörper: Die Fahnder

Antikörper erkennen Krankheitskeime und machen sie unschädlich. Diese »Fahnder« heißen auch »Immunglobuline«. Mediziner teilen sie in fünf verschiedene Klassen ein, jede trägt zur Unterscheidung einen Buchstaben. Es gibt Immunglobuline vom Typ A, vom Typ G, M, D und E. Mediziner nennen diese Zellen nur noch kurz »IgG« oder »IgE«.

Histamin: Der Lockstoff

Das Histamin ruft »Immunpolizisten« an ihren Einsatzort. Es sorgt gleichzeitig für eine bessere Durchblutung der Körperstelle, an der der Krankheitskeim eingedrungen ist. Die Abwehrzellen gelangen über das Transportsystem Blut schneller zum Ort des Geschehens.

T-Suppressorzellen: Die Bremser vom Dienst

Sie geben dem Abwehrteam Entwarnung, wenn die Infektionsgefahr gebannt ist, und blasen zum Rückzug. Gäbe es sie nicht, würde sich die Abwehrreaktion des Körpers immer weiter aufschaukeln.

Die Makrophagen: Müllmänner des Immunsystems

Sie transportieren die abgefangenen Erreger aus dem Körper. Diesen Abfall beseitigen sie, verschlucken und verdauen ihn kurzerhand.

FEHLFUNKTIONEN DES IMMUNSYSTEMS

Auch Überreaktionen machen krank

Funktioniert das Immunsystem schlecht oder langsam, wird man krank. Probleme gibt es aber auch, wenn die Immunabwehr über-perfekt reagiert. Einige Forscher vermuten, daß Pilze an der Ent-stehung solcher Überreaktionen beteiligt sind. Ein Beispiel für ei-ne solche überschießende Immunantwort sind Allergien.

Allergien

Pilze können auf unterschiedliche Art an der Entstehung von Aller-gien beteiligt sein. Die Schmarotzer reizen das Immunsystem ständig. Ist ein Pilz in den Körper eingedrungen, verteidigt er seinen Lebens-raum mit allen erdenklichen Mitteln. Andererseits versucht der Kör-per, ihn wieder loszuwerden und schickt seine Antikörper auf den Eindringling los. Wird er nicht gleich mit ihm fertig, weil entweder zu viele Pilze da sind oder die Abwehr nicht stark genug ist, wird die Infektion zum Dauerstreß. Die Abwehr muß also ständig auf Hoch-touren laufen und reagiert deshalb übersensibel auf eigentlich harmlo-se Umweltfaktoren wie etwa Pollen oder Nahrungsmittelbestandteile.

Allergien gegen Hefen

Hefen und Schimmelpilze sind für das Abwehrsystem ein rotes Tuch, auf das die Antikörper besonders rasch anspringen. Wenn Pilze das Immunsystem ständig fordern, kann das langfristig zu einer Allergie führen, bei der der Körper mit einer enormen Wucht auf Pilzzellen reagiert. Fast 80 Prozent aller Schulkinder reagieren bereits positiv auf einen Allergiehauttest gegen *Candida albicans*. Diese Allergie gegen krank machende Hefen ist nicht weiter problematisch, wenn die Schmarotzer aus dem Körper vertrieben sind. Dann ist auch der Reiz verschwunden, und die Allergie macht sich nicht bemerkbar.

Fast 80 Prozent aller Schulkinder sind gegen Candida albi-cans *allergisch. Das bedeutet, daß sich ihr Immunsystem bereits mit einer Infektion auseinandergesetzt haben muß.*

Einige Wissenschaftler meinen, daß aus einer Allergie gegen krank machende Hefen auch eine Überempfindlichkeit gegen verwandte, an sich harmlose Hefen entsteht. So vertragen einige Menschen, die eine Pilzinfektion haben oder hatten, keine Lebensmittel mehr, die mit

Bäcker- oder Brauerhefe hergestellt werden. Ihr Körper reagiert auf Bestandteile der nützlichen Hefen ebenso wie auf die krank machenden, weil sich deren chemische Strukturen teilweise sehr ähneln. Bei einer Allergie auf zahme Hefen unterscheidet das Abwehrsystem nicht mehr zwischen krank machenden und harmlosen Pilzen.

Nahrungsmittelallergien

Pilze besiedeln mit Vorliebe eines der größten Immunorgane des Menschen, den Darm. Dieser Körperteil leistet sehr anspruchsvolle Aufgaben: Er filtert alle wichtigen Bestandteile aus dem Nahrungsbrei und läßt sie durch winzige Öffnungen in den Körper gelangen. Dabei muß der Darm aber auch entscheiden, welche Partikel besser nicht in den Organismus geraten oder welche Bestandteile des Nahrungsbreis er ganz vernichten muß, wie etwa schädliche Bakterien oder eben Pilze. Dazu sitzen auf der Darmschleimhaut viele besonders aggressive Abwehrstoffe. Doch auch gegen diese Immunglobuline vom Typ A – kurz IgA – haben krank machende Hefen einiges zu bieten: Sie wehren sich mit Substanzen, die die Abwehrstoffe chemisch zerlegen und sie so wirkungslos machen. Dann heften sich Pilze an der Darmwand fest und wachsen. Das führt im Darm zu einem ständigen Kampf des Immunsystems gegen die Krankmacher und oft auch zu allergischen Reaktionen.

Pilze machen den Darm durchlässiger und begünstigen Nahrungsmittelallergien.

Einige Wissenschaftler meinen, daß Pilzinfektionen des Darmes auch Nahrungsmittelallergien begünstigen. Sie stützen ihre These auf neuere Forschungsergebnisse, die zeigen, daß sich die Durchlässigkeit des Darmes verändert, wenn er von Pilzen besiedelt ist. So gelangen Stoffe in den Körper, die dort nichts zu suchen haben. Sogar größere Nahrungsbestandteile passieren die Darmwand ungehindert. Das Immunsystem bekämpft diese Fremdstoffe und bildet sogar gegen eigentlich harmlose Nahrungsmittel Antikörper. Diese Antikörper gegen Lebensmittel heißen Immunglobuline vom Typ E und G (kurz »IgE« und »IgG«); sie lassen sich im Blut von Allergikern nachweisen.

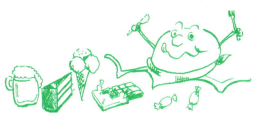

Atemwegsallergien

Nicht nur im Darm, auch in den Atemwegen können Schimmelpilze oder Hefen sitzen. Vor allem Asthmatiker oder Menschen mit chronischer Bronchitis leiden oft unter Pilzen in den Atemwegen, ohne es zu wissen. Ihre Atemwege sind geschädigt, die Immunabwehr in der Lunge ist geschwächt. Müssen sie Kortisonsprays verwenden, begünstigt das das Pilzwachstum zusätzlich.

Vom Mund aus wachsen die Schmarotzer bei Asthmatikern häufig bis in die Atemwege. Äußerlich macht sich eine solche Infektion mit eingerissenen Mundwinkeln bemerkbar, an denen viele Asthmatiker leiden. Diese »Perlèche«, wie Mediziner die lästigen Stellen nennen, verschwinden meist durch eine Anti-Pilz-Behandlung. Pilzkundige Ärzte fordern deshalb, daß Asthmatiker auf Pilze untersucht werden und gegebenenfalls ein Anti-Pilz-Mittel inhalieren sollten.

Angegriffene Atemwege sind nicht nur ein Risikofaktor für eine Pilzinfektion. Oft reagieren Menschen mit diesen Krankheiten auch allergisch auf Pilzsporen, die sich in der Luft befinden. Eine solche Allergie ruft ebenfalls asthmaartige Anfälle oder einen starken Hustenreiz hervor. Diese wiederum schwächen die Abwehrkraft der Atemwege. So werden eine Pilzallergie und eine Pilzinfektion der Atemwege zu einem Teufelskreis.

Pilze im Mund und in den Atemwegen machen sich oft durch eingerissene Mundwinkel bemerkbar.

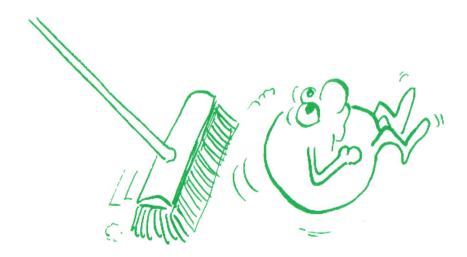

Die Rotationsdiät – Hilfe bei der Diagnose

Pilzkranke leiden auffallend häufig an Überempfindlichkeit gegen bestimmte Nahrungsmittel oder haben Heuschnupfen. Bei Allergikern lassen sich Antikörper gegen die entsprechenden Allergieauslöser nachweisen. Viele Menschen klagen über allergieähnliche Beschwerden, obwohl bei ihnen keine Abwehrstoffe gegen irgendein Nahrungsmittel im Blut zu finden sind. Mediziner sprechen in solchen Fällen von Nahrungsmittelunverträglichkeiten.

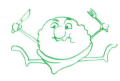

Oft reicht schon genaues Beobachten, um unverträgliche Lebensmittel ausfindig zu machen. Dazu haben Ernährungswissenschaftler eine ausgeklügelte Diät entwickelt, bei der im Vier-Tage-Rhythmus nur bestimmte Lebensmittel verzehrt werden dürfen. Diese sogenannte Rotationsdiät grenzt zunächst die Lebensmittelgruppen ein, auf die ein Patient eventuell allergisch reagiert. Häufig sind es Milch, Zitrusfrüchte oder Nüsse. Nach einiger Zeit läßt sich auch herausfinden, ob alle Milchprodukte Schwierigkeiten machen oder ob nur beispielsweise der Käse das Ärgernis ist.

Wenn Sie den Verdacht haben, daß Sie an einer Nahrungsmittelallergie oder einer Unverträglichkeit leiden, besprechen Sie die Möglichkeit einer Rotationsdiät mit Ihrem Arzt. Vor allem Mediziner, die sich mit Allergien beschäftigen, sind oft damit vertraut. Außerdem gibt es zu diesem Thema gut verständliche Bücher.

Es erfordert schon ein wenig Geduld, aus unserer breiten Nahrungsmittelpalette die Lebensmittel herauszufinden, auf die Sie allergisch reagieren. Leichter ist es, wenn Sie zunächst nur austesten wollen, ob Sie auf Speisen reagieren, die Hefen und Hefeprodukte enthalten. Dafür müssen Sie für eine gewisse Zeit, zum Beispiel eine Woche lang, konsequent alle diese Nahrungsmittel von Ihrem Speisezettel streichen. Mehr darüber finden Sie im zweiten Teil des Buches (Seite 84).

Essen im Vier-Tage-Rhythmus. So können Sie die Auslöser von Nahrungsmittelallergien entdecken.

CHRONISCHE KRANKHEITEN

PILZE SIND DABEI EIN BESONDERES PROBLEM

Pilze können zu Krankmachern werden, wenn sie auf ein geschwächtes Abwehrsystem treffen. Schlimmstenfalls begünstigt schon eine Grippe die Infektion mit Pilzen. Menschen, deren Immunsystem dauerhaft nicht richtig funktioniert, sind besonders pilzgefährdet. Vor allem Patienten mit chronischen Krankheiten leiden häufig unter den Schmarotzern. Einige Forscher vermuten sogar, daß manche chronischen Krankheiten mit einer Pilzinfektion direkt zusammenhängen.

Diabetes, die Zuckerkrankheit

Besonders häufig leiden diejenigen unter Pilzen, die vom Lieblingsfutter der Schmarotzer zuviel im Blut haben: die Zuckerkranken. Diabetiker bringen gleich mehrere Risikofaktoren für eine Pilzinfektion mit. Bei ihnen funktionieren gerade die Teile des Immunsystems nicht ausreichend, die für die Abwehr von Pilzinfektionen nötig sind.

Pilze haben es bei Diabetikern leicht: Sie finden ein geschwächtes Immunsystem und einen hohen Zuckergehalt im Blut vor.

Haben sich die Pilze bei einem Diabetiker einmal eingenistet, sind sie optimal mit Nahrung versorgt: Der hohe Zuckergehalt im Blut und in den Geweben gibt ihnen Kraft zum Wachsen. Hinzu kommt, daß die Haut von Diabetikern schlecht durchblutet ist. Deshalb gelangen die Abwehrstoffe nur schwer dorthin, wo die Pilze zuerst angreifen. Vor allem im Mund lassen sich bei Zuckerkranken überdurchschnittlich häufig Pilze nachweisen. Von der Mundschleimhaut aus wandern die Schmarotzer abwärts zu ihrem Lieblingsstandort im Darm und können auch andere Organe befallen – die schwache Immunabwehr macht es ihnen leicht.

Heilt man einen Zuckerkranken von seinen Pilzen, bessern sich oft auch seine diabetikertypischen Krankheitssymptome – das hat eine deutsche Studie ergeben. So bekommt ein Zuckerkranker ohne die lästigen Schmarotzer seinen Blutzuckerspiegel besser in den Griff, wenn nicht auch noch Pilze den Kohlenhydratstoffwechsel durcheinanderbringen. Die zusätzlichen Blutzuckertiefs durch Pilze im Darm bleiben dem Diabetiker erspart. Er muß nur sich selbst versorgen – und nicht auch noch die Pilze. Pilzexperten raten Diabetikern deshalb, sich regelmäßig auch auf Pilze untersuchen zu lassen.

Schuppenflechte und Neurodermitis

Wenn die Haut quälend juckt, schuppt und manchmal feuerrot ist, lautet die Diagnose des Arztes häufig Neurodermitis oder Schuppenflechte. Bis heute sind die Ursachen für diese Krankheiten nicht geklärt. Man weiß allerdings, daß die Symptome beider Krankheiten auf eine dauerhafte Entzündungsreaktion der Haut zurückzuführen sind. Das bedeutet, daß der Körper sich gegen irgend etwas wehrt und gegen mutmaßliche Eindringlinge Antikörper bildet. Häufig lassen sich im Blut Betroffener verschiedene Immunglobuline nachweisen, die normalerweise nicht in so großer Menge vorhanden sind.

Dieser erhöhte Antikörperspiegel spricht dafür, daß es sich bei beiden Krankheiten um allergische Beschwerden handelt. Noch sind sich die Wissenschaftler darüber nicht ganz einig. Sicher scheint, daß es sich bei beiden Krankheiten um fehlgeleitete Immunreaktionen des Körpers handelt. Der Grund für diese Fehlsteuerung ist noch unbekannt. Psoriatiker und Neurodermitiker können sich wegen ihres irritierten Abwehrsystems nur unzureichend gegen Pilze wehren. Manchmal verschreiben die Ärzte gegen starke Hautentzündungen Kortison, das den Pilzen zusätzlich das Leben erleichtert. Schließlich kommt hinzu, daß die Haut dieser Menschen stark vorgeschädigt und deshalb oft ein Angriffspunkt für Pilze ist.

Die Ursachen für die Hautkrankheiten Psoriasis und Neurodermitis sind bis heute unbekannt. Beide Erkrankungen bessern sich häufig durch eine Anti-Pilz-Behandlung.

Sind die Schmarotzer einmal im Körper dieser Betroffenen, muß das Abwehrsystem die doppelte Leistung bringen: einmal gegen die Pilze und einmal gegen die Hauterkrankung. Entlastet man ihr Immunsystem durch eine Anti-Pilz-Therapie, geht es vielen Psoriatikern und Neurodermitikern erheblich besser.

Einige Mediziner sehen in krank machenden Pilzen sogar eine von mehreren Ursachen für die Entstehung dieser Hautkrankheiten. Sie haben beobachtet, daß zwischen 80 und 90 Prozent aller Menschen mit Schuppenflechte oder Neurodermitis eine stark gestörte Darmflora haben. Im Darm dieser Menschen sind häufig krank machende Bakterien und Pilze festgestellt worden.

Diese Wissenschaftler erklären die Rolle von Pilzen bei der Entstehung von Neurodermitis und Schuppenflechte damit, daß ein infizierter Darm mehr Bestandteile aus der Nahrung in den Körper gelangen läßt als normal. Dadurch bildet der Organismus Abwehrkräfte gegen Lebensmittel. Demnach wären sowohl Neurodermitis als auch die Schuppenflechte allergische Reaktionen auf Lebensmittel. Fachleute stützen ihre Aussagen mit der Beobachtung, daß sich beide Krankheiten oft durch eine besondere Ernährung bessern.

Kopfschuppen

Ein Hautpilz kann Kopfschuppen hervorrufen. Eine Anti-Pilz-Salbe und ein spezielles Shampoo stoppen deshalb häufig auch das lästige Geriesel.

Pilze sind nach Meinung einiger Forscher auch schuld an starken Kopfschuppen. Nicht selten quälen Menschen mit »seborrhoischem Ekzem«, wie Mediziner das lästige Geriesel nennen, noch mehr Beschwerden: Eine entzündete, juckende, manchmal schorfige Kopfhaut ist dann keine Seltenheit. Die Krankheit kann sich auch auf ganz andere Körperregionen ausdehnen. Einigen Mykologen ist es gelungen, aus solchen kranken Hautstellen einen Pilz zu isolieren: den *Pityrosporum ovale*. Rückt man diesem Schmarotzer mit einer Anti-Pilz-Salbe oder einem speziellen Haarwaschmittel zu Leibe, bessert sich die Krankheit oft deutlich oder heilt sogar völlig ab. Leider ist ein Nachweis genau dieses Pilzes besonders schwierig, sagen die Forscher. Deshalb bedeute beispielsweise ein negativer Test noch lange nicht, daß kein Pilz vorhanden sei.

Auch Patienten mit einem seborrhoischen Ekzem haben oft eine gestörte Darmflora. Wissenschaftler isolierten aus ihren Stuhlproben oft krank machende Hefen und Bakterien. Nach einer Anti-Pilz-Behandlung des Darmes besserten sich die Symptome eines seborrhoischen Ekzems dagegen deutlich.

Fettstoffwechselstörungen und Herz-Kreislauf-Krankheiten

Herz-Kreislauf-Erkrankungen sind die häufigste Todesursache in westlichen Ländern. Seit vielen Jahren forschen Wissenschaftler in der ganzen Welt nach den Ursachen für diese Krankheit, ohne bislang den endgültigen Grund gefunden zu haben. Immerhin kennt man einige Risikofaktoren für diese Erkrankung, wie beispielsweise einen zu hohen Blutfettspiegel oder Bluthochdruck. Doch auch bei ihrer Entstehungsursache sind noch viele Fragen offen.

An einem zu hohen Blutfettspiegel sei zuviel Cholesterin in der täglichen Nahrung schuld, meinen zwar viele Ernährungswissenschaftler. Viele Betroffene schwören allerdings Stein und Bein, daß sie sich ausschließlich an eine cholesterinarme Kost halten – und haben trotzdem einen hohen Cholesterinspiegel.

Einige Ärzte haben beobachtet, daß Patienten mit einem zu hohen Blutfettspiegel häufig auch unter einer Pilzinfektion des Darmes leiden. Werden sie gegen die Schmarotzer behandelt, sinkt oft auch ihr Cholesterinspiegel drastisch ab. Die Erklärung der Forscher für dieses verblüffende Phänomen: Ein hoher Blutfettspiegel sei eigentlich eine Schutzfunktion des Körpers gegen krank machende Pilze. Diese Vermutung könnte das Ergebnis eines Laborversuchs stützen: Die Versuche haben ergeben, daß Pilze auf einem stark cholesterinhaltigen Nährboden nicht gut wachsen.

Andere Forscher meinen, daß die Blutfette schädliche Stoffwechselprodukte von Mikroorganismen, wie beispielsweise Mykotoxine, wegfangen und so den Körper davor schützen. Sie stützen sich auf die Beobachtung, daß auch Menschen mit der Tropenkrankheit Malaria einen erhöhten Blutfettspiegel haben. Diese Infektion wird von winzigen Parasiten hervorgerufen, die sich im Menschen vermehren.

Ist bei Ihnen also ein zu hoher Blutfettspiegel festgestellt worden und findet sich keine Erklärung dafür, sollten Sie sich vielleicht auch auf Pilze untersuchen lassen.

Lassen Sie sich auf Pilze untersuchen, wenn Ihr Fettspiegel hoch, die Ursache aber unbekannt ist.

Rheuma

Etwa 200 Krankheiten fassen Mediziner unter dem Begriff »Rheuma« zusammen. Eines haben alle diese Erkrankungen gemeinsam: Ein Körperteil oder Organ ist andauernd schmerzhaft entzündet, ohne daß sich dafür ein Grund finden ließe. Der Auslöser für Rheuma stellt Wissenschaftler bis heute vor ein Rätsel. Einige Wissenschaftler sprechen von einer »Autoimmunkrankheit«. Durch eine Fehlsteuerung schlägt der Körper heftige Abwehrschlachten gegen sich selbst.

Eventuell sind Infektionen mit schädlichen Eindringlingen wie Viren, Bakterien oder Pilzen an der Entstehung dieser Entzündungskrankheit beteiligt, meinen einige Wissenschaftler. Sie stützen ihre These auf die Beobachtung, daß Rheumakranke oft unerklärlich große Mengen Antikörper gegen krank machende Keime wie auch Pilze im Blut haben. Erstaunlicherweise finden sich diese Antikörper auch oft in der

Rheumakranke haben eine schwache Abwehr. Zur Linderung ihrer Beschwerden müssen sie oft pilzbegünstigende Medikamente nehmen.

Chronische Krankheiten

Flüssigkeit der rheumakranken Gelenke. Hinzu kommt, daß Rheumatiker häufig gegen ihre Entzündungsschmerzen das pilzbegünstigende Medikament Kortison erhalten, um sich bei einem schlimmen Anfall überhaupt noch bewegen zu können. Studien haben gezeigt, daß es vielen pilzinfizierten Rheumatikern besser geht und ihre Schübe weniger schlimm verlaufen, wenn sie gegen die Pilze behandelt werden.

Arthritis

Pilze können auch in den Gelenken sitzen. Oft gelangen sie durch eine Verletzung dorthin. Häufig wandern sie auch vom Darm aus über das Blut dorthin.

Für schmerzende, entzündete Gelenke haben Mediziner den Sammelbegriff »Arthritis«. Diese Entzündung hat verschiedene Ursachen und dauert unterschiedlich lange. Manchmal bleibt der Grund völlig unklar und die Entzündung wird chronisch. Häufig sind krank machende Keime die Ursache für eine solche Arthritis. So gelangen Bakterien oft durch eine Verletzung wie etwa einen Stich in das Gelenk. Neue Forschungen zeigen, daß häufig auch Pilze die Ursache für eine solche Gelenkinfektion sind.

Meist gelangen Pilze über Umwege in die Gelenke. Der Ursprungsort der krank machenden Pilze in den Gelenken ist oft der Darm. Von dort breiten sie sich über das Blut in den ganzen Körper aus. In diesen Fällen lassen sich die oft sehr langwierigen Gelenkentzündungen durch eine Anti-Pilz-Behandlung heilen.

Gicht

Anders als bei Rheuma oder Arthritis kennt man heute den Grund für die schmerzhafte Volkskrankheit Gicht: Wegen einer Stoffwechselstörung kann der Körper die sogenannte Harnsäure im Blut nicht wieder ausscheiden. Sie lagert sich an den Gelenken und Sehnen an, der Organismus reagiert mit Entzündungen. Obwohl Gicht nicht in erster Linie etwas mit Pilzen zu tun hat, leiden die Betroffenen dennoch häufig unter den Schmarotzern. Weil die Krankheit auch ihr Immunsystem stark lädiert, können Pilze gut eindringen. Diese Gefahr erhöht sich noch, wenn Gichtkranke Kortison erhalten. Eine Anti-Pilz-Behandlung lindert die schmerzhaften Gichtanfälle oft.

VOR DER BEHANDLUNG – DIE DIAGNOSE

EINE SELBSTBEHANDLUNG KANN GEFÄHRLICH SEIN

Wie sich eine Pilzinfektion bemerkbar macht, wen die Schmarotzer gefährden und warum sie krank machen, wissen Sie bereits. Haben Sie den Verdacht, daß Sie an Pilzen leiden, machen Sie auf keinen Fall den Fehler, auf eigene Faust eine Anti-Pilz-Behandlung zu beginnen. Erst sollte ein Arzt Ihren Verdacht bestätigen, der Gang dorthin ist unerläßlich. Er muß ausschließen, daß es nicht noch andere Gründe für Ihre Beschwerden gibt.

Das Gespräch mit dem Arzt

Wenn Sie Ihrem Arzt von Ihrem Verdacht erzählen, an einer Pilzinfektion zu leiden, kann es sein, daß Sie zu hören bekommen: »Pilze machen nichts.« Denn das ist die gängige Lehrmeinung vieler Mediziner. Lassen Sie sich davon nicht beirren, und führen Sie das Gespräch trotzdem weiter. Versuchen Sie, den Arzt dazu zu bewegen, Sie auf Pilze zu untersuchen und gegebenenfalls zu behandeln.

Bei Ihrem Gespräch mit dem Arzt ist es besonders wichtig, daß Sie ihn von der Ernsthaftigkeit Ihres Anliegens überzeugen können. Zeigen Sie ihm, daß Sie sich eingehend mit diesem Thema beschäftigt haben und daß mehr hinter Ihrer Bitte stecken könnte als nur eine vage Vermutung. Keine Bange, diese Aufgabe läßt sich meistern. In den Vereinigten Staaten, wo die gleiche ablehnende Lehrmeinung über Pilze herrschte, hat diese Beharrlichkeit der Patienten zum Ziel geführt. Begonnen hatte es dort mit einem Buch, das die Schädlichkeit von Pilzen das erste Mal für Laien gut verständlich darstellte.

Es gibt keinen Facharzt für Pilzinfektionen. Entscheidend ist Ihr vertrauensvolles Verhältnis zu Ihrem Therapeuten. Nur so werden Sie ihn zu einer Untersuchung bewegen können.

Einfacher verläuft ein solches Gespräch, wenn Sie Ihren Arzt schon lange kennen. Vielleicht behandelt er Sie schon seit längerem gegen Beschwerden, hinter denen Sie jetzt eine Pilzinfektion vermuten. Dann können Sie ruhig sagen: »Bisher hat mir die Behandlung nicht richtig geholfen. Jetzt können wir es mit einer Pilzbehandlung versuchen. Schaden kann es ja nicht, oder?« Welcher Arzt Sie auf Pilze untersucht, ist letztlich egal. Sie haben bei keinem die Garantie, daß er etwas von Pilzen versteht. So können Sie sich Ihrem Hausarzt ebenso

Vor der Behandlung – die Diagnose

Lassen Sie sich nur auf eine Behandlung ein, die auf medizinisch gesichertem Wissen beruht.

anvertrauen wie einem Spezialisten. Egal, ob Frauenarzt, Internist oder Hautarzt: Die meisten von ihnen haben nichts über Pilze gelernt, sie alle könnten aber prinzipiell solche Untersuchungen vornehmen. Entscheidend ist letztlich Ihr vertrauensvolles Verhältnis, nicht die Spezialausbildung, denn einen Facharzt für Pilzerkrankungen gibt es nicht. Ist Ihr Arzt nach dem Anfangsgespräch nicht bereit, Sie auf Pilze zu untersuchen und zu behandeln, bleibt Ihnen letztlich nichts anderes übrig, als es bei einem anderen Mediziner zu versuchen. Bei der Suche danach kann Ihnen das Verzeichnis am Ende dieses Buches helfen. Dort finden Sie Adressen, unter denen Sie nach einem pilzkundigen Arzt fragen können.

Pilze: Unbekannte Wesen für viele Ärzte

Das Gespräch mit dem Arzt fällt Ihnen leichter, wenn Sie die Gründe für seine vielleicht ablehnende Haltung kennen: In der Medizinerausbildung kommt das Fach »Pilzkunde« kaum vor. Ein Arzt weiß deshalb meist nur sehr wenig über Pilze. Auch nach dem Studium sind die Chancen gering, daß er Näheres darüber erfährt. Ärzte arbeiten oft bis zu zwölf Stunden täglich oder mehr. Erst nach einem solchen Arbeitstag bleibt dann vielleicht Zeit für die Fortbildung.

In den medizinischen Fachblättern finden sich nur sehr selten kompetente Beiträge über Pilzerkrankungen. Viele bekräftigen leider noch die Fehleinschätzung »Pilze machen nichts«. Mediziner haben zudem oft damit Schwierigkeiten, einen Patienten als ernstzunehmenden Gesprächspartner anzuerkennen. Und das hat natürlich Gründe. Häufig kommen Patienten mit krausen Wünschen und Vorstellungen in die Sprechstunde. Sie haben ihr Wissen aus einem Zeitungsartikel oder von einer Tante der Schwiegermutter einer Freundin. Kein Wunder, daß Ärzte dann auf Durchzug schalten und ihre Patienten mit einigen guten Worten wieder heimschicken.

Was wissen Naturheilkundler?

In den letzten Jahren haben sich immer mehr Ärzte des Themas »Pilzinfektionen« angenommen, die sich mit alternativen Heilverfahren beschäftigen. Ein Arzt, der in seiner Berufsbezeichnung den Zusatz »Naturheilkunde« führt, hat zumindest eine Fortbildung zu Pilzinfektionen mitgemacht. Er muß deswegen nicht unbedingt Experte auf diesem Gebiet sein. Immerhin aber steht er wahrscheinlich dem Thema »Pilze« offener gegenüber und lehnt eine Anti-Pilz-Behandlung nicht in Bausch und Bogen ab. Ein naturheilkundlich orientierter Arzt kann durch sein Medizinstudium ausschließen, daß Ihre Beschwerden nicht eine andere Ursache haben.

Naturheilkundliche Ärzte wissen oft mehr über krank machende Pilze. Zu ihrer Ausbildung gehört ein Kurs über dieses Thema.

Was wissen Heilpraktiker?

Abgesehen von einigen medizinischen Spezialisten waren die Heilpraktiker die ersten, die sich mit krank machenden Pilzen beschäftigt haben. Deshalb kennen sich trotzdem längst nicht alle gleich gut mit diesen Mikroorganismen aus. Es gibt Heilpraktiker, die ihre Ausbildung in drei Jahren intensiver Schulungen erworben haben. Andere wiederum behandeln bereits nach dreiwöchigem Fernstudium Kranke. Diese ungleichen Ausbildungswege beklagen übrigens auch Heilpraktikerverbände. Trotzdem leisten viele von ihnen bei der Erkennung und Behandlung von Pilzinfektionen ganze Arbeit.

Es bleibt Ihnen überlassen, ob Sie nun zu einem Allgemeinmediziner gehen, einen Arzt für Naturheilkunde aufsuchen oder sich einem Heilpraktiker anvertrauen. Wir raten Ihnen ausdrücklich: Lassen Sie sich auf keine Behandlung ein, die von medizinisch gesichertem Wissen abweicht.

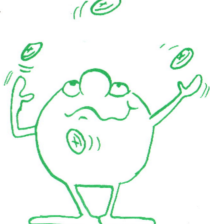

Vor der Behandlung – die Diagnose

So erkennen Sie, ob Ihr Therapeut Sie gut betreut

Es ist für den Laien nicht leicht zu beurteilen, ob er bei seinem Arzt oder Heilpraktiker in guten Händen ist. Ihr Therapeut ist dann auf dem Stand der Wissenschaft, wenn er mindestens folgende Punkte beachtet:

- **Er hört Ihnen zu. Sie haben das Gefühl, daß er Sie ernst nimmt.**
- **Er stellt weitere Fragen zu Ihren Beschwerden, um andere mögliche Erkrankungen auszuschließen. Dazu untersucht er Sie körperlich.**
- **Hat er den Verdacht, daß Sie an einer Pilzinfektion leiden, bittet er Sie, in den nächsten Tagen eine Stuhlprobe abzugeben. Meint er, daß die Pilze an anderen Körperstellen sitzen, entnimmt er dort Proben. Diese läßt er von einem Fachmann analysieren.**
- **In Zweifelsfällen ordnet er eine Blutuntersuchung auf Antikörper gegen Pilze an.**
- **Haben die Tests ergeben, daß Sie Pilze haben, verschreibt er Ihnen Medikamente.**
- **Er bespricht mit Ihnen, daß Sie für einen Heilungserfolg Ihre Ernährung umstellen und in der nächsten Zeit auf Zucker verzichten müssen.**
- **Er kontrolliert den Erfolg der Behandlung noch einmal mit Proben aus den befallenen Körperteilen und beendet die Therapie erst, wenn keine Pilze mehr da sind.**

DEN PILZEN AUF DER SPUR

DIE MÖGLICHKEITEN, PILZE NACHZUWEISEN

So unheimlich es klingen mag, daß unsichtbare Pilze in unserem Körper hausen: Dem Auge eines geübten Laborspezialisten bleiben die Winzlinge nicht verborgen. Für die Spurensuche haben Mediziner unterschiedliche Methoden entwickelt. Dabei züchten sie die Schmarotzer im Labor nach und bestimmen den Keim unter dem Mikroskop. Reicht dies nicht aus, können Mediziner auch im Blut nachsehen, ob der Körper im Augenblick mit krank machenden Pilzen zu kämpfen hat.

Der Nachweis im Labor

Pilze vermehren sich unter günstigen Umständen rasant. Das ist einerseits problematisch, wenn sie im Körper wachsen. Andererseits machen sich Spezialisten diese Eigenschaft zunutze. Hat ein Mediziner den Verdacht, daß Pilze eine Körperstelle oder ein Organ befallen haben, braucht er beispielsweise nur eine kleine Menge Haut, Haar oder Stuhl, um daraus im Speziallabor innerhalb kürzester Zeit viele Pilze anzuzüchten.

Dazu gibt er die Proben auf einen speziellen Nährboden, der Pilzen optimale Wachstumsbedingungen bietet. Sprießen sie dann reichlich, kann er sie nachweisen und genau bestimmen. Diese Pilzzucht klappt aber nur, wenn Sie oder der Arzt die Proben ganz exakt und unter bestimmten Bedingungen nimmt.

Eine weitere mögliche Fehlerquelle ist der Versand, denn die wenigsten Ärzte haben ein eigenes Pilzlabor. Die meisten verschicken die Proben an Spezialisten.

Machen Sie oder Ihr Arzt bei der Probenentnahme Fehler, fällt der Test negativ aus, obwohl Sie Pilze haben. Aufgrund dieses falschen Ergebnisses wird Ihr Arzt Sie nicht auf Pilze behandeln. Um dies zu vermeiden, stellen wir Ihnen hier die nötigen Entnahmetechniken vor. So können Sie kontrollieren, ob Ihr Arzt etwas von Pilzen versteht.

Ist die Probe nachlässig gezogen, findet das Labor keine Pilze – auch wenn Sie noch so viele davon im Körper haben.

Die Stuhlprobe

Hier sind Sie selbst gefordert. Manchen Menschen ist dieses Thema sehr unangenehm. Es ist jedoch wichtig, daß Sie die Probe gewissenhaft durchführen. Machen Sie sich klar, daß der Gang zur Toilette ein ganz natürlicher Vorgang ist, daß monatlich Tausende von Stuhlproben verschickt werden und daß Ihr Arzt diesen Test unter rein medizinischen Aspekten betrachtet. Es ist eine Untersuchung, nicht mehr.

Ihr Arzt gibt Ihnen ein sogenanntes Stuhlröhrchen mit nach Hause und bittet Sie, dort die Probe vorzunehmen. Sind genügend krank machende Pilze im Darm, reißen immer wieder einmal einige ab und geraten in den Stuhl, wo sie sich nachweisen lassen. In dem Stuhlröhrchen steckt ein kleiner Plastiklöffel, mit dem Sie aus dem Stuhl die Proben entnehmen können. Weil Pilze im Stuhl nie gleichmäßig verteilt sind, sondern immer in regelrechten »Nestern« auftreten, sollten Sie einige Tips beherzigen:

Mit dem Entnahmelöffel sollten Sie vor der Probenentnahme im Stuhl etwa 25mal »herumstochern« oder den Stuhl durchrühren. Dann entnehmen Sie an mindestens acht verschiedenen Stellen jeweils eine erbsengroße Probe. Füllen Sie das Stuhlröhrchen auf keinen Fall zu mehr als zwei Dritteln. Beim Versand könnten eventuell vorhandene Pilze Gase produzieren, die das Röhrchen platzen lassen.

Möglicherweise ergibt die Stuhlprobe trotz aller Mühen ein negatives Ergebnis. Das ist dann möglich, wenn man zufällig keines der »Pilznester« bei der Probenentnahme erwischt hat. Wiederholen Sie deshalb bei einem negativen Ergebnis die Proben, wenn Sie trotzdem den Verdacht haben, an Pilzen zu leiden. Einige Laborspezialisten geben dann folgenden Tip: Trinken Sie am späten Abend vor der Stuhlprobe drei Eßlöffel mit Wasser verdünnten Obstessig. Oft zeigen sich dann doch Pilze in der Stuhlprobe.

Wissenschaftler vermuten, daß einige Stoffe im Essig die chemische Verbindung lockern, mit der sich die Pilze an der Darmwand festhalten. So tauchen auf einmal mehr davon im Stuhl auf. Die folgenden Vorsichtsmaßnahmen machen die Untersuchung sicherer und helfen, Irrtümer zu vermeiden: Essen Sie einige Tage vor dem Test keinen Schimmelkäse, und trinken Sie keinen Kefir mehr. Diese Lebensmittel sind mit Pilzen hergestellt, die in der Stuhlprobe wieder erscheinen. Kefir beispielsweise wird mit einer Hefeart hergestellt, die unter dem Mikroskop der krank machenden Hefe *Candida albicans* ähnelt.

Eine positive Stuhlprobe ist für viele Ärzte nicht automatisch ein Grund, Sie gegen die Schmarotzer zu behandeln: Sie meinen, daß Pilze so lange nicht stören, wie sie eine bestimmte Menge nicht überschreiten. Das entspricht nicht dem heutigen Stand der Wissenschaft. Pilzexperten fordern, daß jeder gegen Pilze behandelt wird, bei dem die Schmarotzer nachgewiesen sind. Ihre Begründung: Die Zahl der tatsächlich im Darm vorhandenen Pilze läßt sich nie hundertprozentig aus der Stuhlprobe hochrechnen. Außerdem vermehren sich Pilze rasant, wenn sie sich einmal eingenistet haben. Eine kurze Abwehrschwäche, etwa durch eine Erkältung, reicht dann schon, um krank zu werden. Die Meinung führender Experten ist eindeutig: Pilze gehören nicht zur normalen Darmflora und müssen immer bekämpft werden!

Führende Experten sind sich einig: Pilze haben im Darm nichts zu suchen. Trotzdem sind viele Ärzte noch immer anderer Meinung.

Die Urinprobe

Pilze sitzen außer im Darm gern in der Blase oder den Harnwegen. Dann verraten sie sich in der Urinprobe. Auch hier sind einige Dinge zu beachten. Das Gefäß, das Ihnen Ihr Arzt gibt, muß steril sein. Ein einfacher Becher, der schon offen auf der Toilette oder in der Durchreiche steht, reicht nicht. Notfalls sprechen Sie den Arzt darauf an.

Geben Sie nicht gleich den ersten Urin in den Becher. Besser ist es, Sie lassen erst ein wenig Urin in die Toilette ab und fangen den nachfolgenden »Mittelstrahlurin« auf, wie ihn die Mediziner nennen. Bei Frauen ist es besonders wichtig, daß am Harnausgang kein Scheidensekret vorhanden ist. Denn wenn dieses Sekret Pilze enthält, ergibt der Urintest ein falsches Ergebnis. Es ist also wichtig, den Harnausgang vorher zu desinfizieren, waschen allein ist ungeeignet.

In manchen Fällen ist es erforderlich, eine Urinprobe durch eine Blasenpunktion oder mit einem Katheter zu gewinnen. Diese Proben nimmt dann natürlich der Arzt.

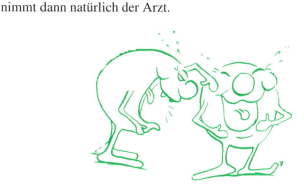

Den Pilzen auf der Spur

Proben aus den Atemwegen

Beim Verdacht, daß Sie Pilze in den Atemwegen haben, weist der Arzt die Schmarotzer im sogenannten Bronchialsekret nach. Das ist die Flüssigkeit, die von den Bronchien abgesondert wird. Dieses Sekret entnimmt der Arzt am besten mit einem Spezialgerät, dem Bronchoskop. Mit diesem Gerät gelangt er bis in die Atemwege und saugt die Flüssigkeit dort ab.

Kräftig husten für Proben aus den Atemwegen. Nur so wird der Test zuverlässig.

Nicht jeder Arzt bedient sich dieser Technik. Vielleicht bittet Ihr Therapeut Sie auch nur, ein wenig Flüssigkeit aus den Atemwegen hochzuhusten. Das hat den Nachteil, daß dann die Flüssigkeit in Kontakt mit dem hinteren Rachenraum kommt. Dort wachsen gerne Pilze, die dann das Testergebnis verfälschen. Um dem vorzubeugen, müssen Sie unbedingt vor dem Abhusten den Mund mit einer Desinfektionslösung, die gegen Pilze wirkt gründlich ausspülen. Versuchen Sie nach Möglichkeit zu verhindern daß der Schleim beim Abhusten die Zunge oder die Lippen berührt.

Proben aus dem Mund

Pilze im Mund sind oft schon mit bloßen Augen zu erkennen. Gerade bei pilzinfizierten Säuglingen bedeckt dann ein weißer Rasen Zunge, Gaumen und Zahnfleisch. Besteht der Verdacht auf eine Pilzinfektion im Mund, muß der Arzt mit einem festen, sterilen Gegenstand (etwa einem harten Wattestäbchen oder einem Holzspatel) einen Abstrich von den verdächtigen Stellen nehmen und dabei kräftig kratzen.

Hautproben

An juckenden, nässenden und roten Hautstellen sind oft Pilze schuld. Für einen zuverlässigen Test ist die Entnahmetechnik besonders wichtig. Bei einer korrekten Entnahme reinigt der Arzt zunächst den Rand der pilzverdächtigen Stelle mit siebzigprozentigem Alkohol.

Bei Haut- und Nagelproben muß der Arzt kräftig kratzen, um genügend Material für die Untersuchung zusammenzubekommen.

Dann muß er alle groben Auflagerungen, Krusten und Schuppen entfernen. Schließlich kratzt er in Richtung auf das gesund aussehende Hautgewebe etwa 30 bis 50 Schüppchen ab und fängt sie in einem sterilen Gefäß auf.

Es hat keinen Sinn, bereits krank aussehendes Gewebe einzusenden, weil darin aller Wahrscheinlichkeit nach keine vermehrungsfähigen Pilze mehr sitzen. Der Test würde also negativ ausfallen. Diese Gefahr besteht ebenfalls, wenn jemand nur mit einem Wattestäbchen eine Hautprobe nehmen würde.

Nagelproben

Ebenso wie beim Hauttest muß Ihr Arzt von pilzverdächtigen Finger- oder Fußnägeln Proben einschicken, die er aus dem gesund aussehenden Nagelbereich entnimmt. Dazu muß er zunächst den krank aussehenden Nagel weitgehend abschaben, abkratzen oder abfräsen. Die lebenden Pilze sitzen am Rand des gesund aussehenden Nagelbereiches. Wenn Sie sehr harte Nägel haben und befürchten, daß die Prozedur schmerzhaft werden könnte, kann Ihr Arzt Ihnen einige Tage zuvor einen Verband mit Harnstoffsalbe um den Finger oder Zeh wickeln. Diese Substanz erweicht das hornige Material, tötet die Pilze aber nicht ab.

Haarproben

Pilze wachsen gerne in behaarten Körperregionen, etwa dem Kopf oder im Bart. Sie wachsen dort von der Haut aus in Richtung Haarwurzel, bei starkem Pilzbefall brechen die Haare ab. Wichtig ist es, für die Probenentnahme die Haarstümpfe zu erwischen, aus denen sich dann vielleicht Pilze kultivieren lassen. Der Arzt hat für die teilweise winzigen Haarstümpfe spezielle Instrumente, wie etwa eine besonders feine Pinzette. Mit ihr muß er möglichst viele Haarstümpfe herausziehen, die er dann verschickt. Zuvor muß er unbedingt die pilzverdächtige Hautregion sorgfältig mit Alkohol reinigen, um ein falsches Testergebnis zu vermeiden.

Pilze auf dem Kopf lassen sich am besten an den Haarstümpfen nachweisen. Dazu muß der Arzt einige Haare auszupfen.

Der Probenversand: Eine Wissenschaft für sich

Für einen möglichst zuverlässigen Test ist nicht nur die Entnahmetechnik enorm wichtig. Auch danach passieren häufig Fehler. Selbst wenn Ihr Arzt ein eigenes Pilzlabor hat und die Proben untersucht, gelangen manchmal fremde Keime in die Kultur, die gar nicht im Körper des Patienten vorhanden sind. Vor allem aber beim Verschicken der Proben passieren immer wieder Fehler, beklagen Laborspezialisten. Die meisten von ihnen geben deshalb gerne entsprechende Tips.

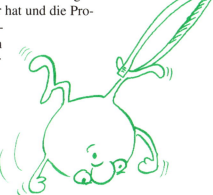

Die Bluttests

Haben sich Pilze im Körper eingenistet, hinterlassen sie nicht nur direkte Spuren. Mediziner können nach den Abwehrstoffen suchen, die der Körper beim Kampf gegen die Pilze bildet. Enthält das Blut viele dieser Abwehrkörper, deutet dies auf eine Pilzinfektion hin. Für den Antikörpergehalt im Blut gibt es im Medizinerdeutsch den Begriff »Titer«. Ein hoher Pilz-Titer bedeutet also, daß sich der Körper mit den Schmarotzern auseinandergesetzt hat oder es immer noch tut.

Bluttests zeigen, ob Ihr Körper mit einer Pilzinfektion kämpft, oder ob Sie vor einiger Zeit mit den Schmarotzern zu tun hatten.

An der Abwehrschlacht gegen Pilze sind viele Teile des Immunsystems beteiligt. Für jeden Mitspieler des Abwehrteams gibt es einen speziellen Test, aus dessen Ergebnis der Arzt unterschiedliche Schlüsse zieht. Weil die Tests alle schier unaussprechliche Namen haben, benutzen Mediziner fast ausschließlich Abkürzungen dafür.

Der »HAT«: Habe ich im Augenblick Pilze?

Dieses Testverfahren sagt etwas über die aktuelle Situation des Immunsystems aus. Ein »Hämagglutinations-Test«, wie er ausführlich heißt, sucht nach den Immunglobulinen vom Typ M (IgM). Diese Antikörper zirkulieren nur sehr kurze Zeit im Blut. Etwa eine gute Woche nach dem Ende einer Infektion sind sie wieder verschwunden. Findet ein Arzt diese Antikörper, heißt das, daß höchstwahrscheinlich Pilze da sind, gegen die sich der Körper im Augenblick wehrt.

Der »IFT«: Hatte ich vor einiger Zeit Pilze?

Der »Immunfluoreszenz-Test« (IFT) weist Antikörper vom Typ G (IgG) nach. Diese Abwehrkräfte schwimmen noch ungefähr einen Monat nach einer Pilzinfektion im Blut. Diese Tests liefern dem Arzt wertvolle Erkenntnisse. Ein positiver IFT- und ein positiver HAT-Test besagen beispielsweise, daß der Infektionsbeginn schon länger zurückliegen muß und daß der Körper noch immer gegen Pilze kämpft. Darüber hinaus gibt es einige weitere, ergänzende Bluttests, die aber nicht immer notwendig sind und die nicht jedes Labor durchführt. Auch Ihrem Arzt wird in der Regel die Technik dazu fehlen. Das ist nichts Ungewöhnliches, er gibt wahrscheinlich wie fast alle Mediziner seine Blutproben zur Untersuchung außer Haus. Sollte das Labor Ihres Arztes diese Blutuntersuchungen nicht durchführen, so finden Sie im Anhang einige Adressen, an die er Blutproben einsenden kann.

Pilztests: Ausgefeilte Technik, aber nicht immer wahr

Ob Wissenschaftler die Pilze als Kultur anzüchten oder Mediziner im Blut nach ihnen fahnden: Diese Tests sind heute ausgereift – liefern aber manchmal falsche Ergebnisse. Möglicherweise wachsen auf dem Nährboden im Labor keine Pilze, obwohl in der Probe welche steckten. Dann waren entweder die Wachstumsbedingungen nicht optimal, andere Keime haben sich zu schnell auf dem Nährboden breitgemacht und den Pilzen die Nahrung weggenommen, oder aber die Probe wurde falsch genommen. Es gibt einige Pilze, die dafür bekannt sind, daß sie nur sehr schwer im Labor zu züchten sind. Dazu gehört beispielsweise der Hautpilz *Pityrosporum ovale*.

Auch unter den Bluttests gibt es manchmal »Versager«. Eine wichtige Fehlerquelle ist dabei, wie gut das Immunsystem des Pilzinfizierten funktioniert. Denn wenn das Immunsystem nicht mehr richtig arbeitet, produziert es nicht genügend Abwehrkörper gegen Pilze. Dann täuscht ein niedriger Antikörperspiegel ein negatives Ergebnis nur vor, obwohl der Betroffene vielleicht sogar sehr viele Pilze hat. Darüber hinaus haben Wissenschaftler festgestellt, daß einige krank machende Pilzarten keinen erhöhten Titer hervorrufen. So lassen sich beispielsweise Abwehrstoffe gegen die krank machende Hefe *Candida krusei* im Blut nicht nachweisen. Trotzdem bieten die Pilzkulturen und die Bluttests zusammen ein gutes und engmaschiges System, das für den allergrößten Teil der Betroffenen völlig ausreicht – und das nicht allzu aufwendig ist.

Pilztests sind heute sehr ausgereift, aber nicht immer hundertprozentig zuverlässig.

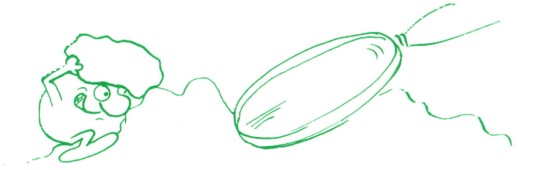

DIE MEDIKAMENTE

Pilze sind hartnäckig, aber ...

Pilze haben eine ganze Reihe von Tricks, um im Körper zu überleben. Allerdings sitzt der Mensch letztlich am längeren Hebel, wenn es darum geht, sie wieder loszuwerden. Zum einen entscheiden wir darüber, was wir essen – und somit auch über das Gedeihen der Pilze. Zum anderen gibt es sehr wirksame Medikamente gegen die Schmarotzer.

Die Behandlung – immer eine Kombination

Hat Ihr Arzt bei Ihnen Pilze festgestellt, sind sowohl Medikamente als auch die Ernährungsumstellung unerläßlich. Versuchen Sie besser nicht, die Pilze nur mit der Diät zu besiegen – es wird Ihnen nicht gelingen. Im Gegenteil: Sie schaden sich damit möglicherweise mehr, als Sie sich nützen. Ein hungriger Pilz produziert jede Menge schädlicher Substanzen, um sich unliebsame Nahrungskonkurrenten vom Hals zu halten und Ihr Immunsystem zu schwächen, außerdem animiert er Sie zum Essen.

Hungrige Pilze werden erst richtig gefährlich: Fehlt ihnen die Nahrung, wachsen sie durch die Darmwand und zapfen die umgebenden kleinen Blutgefäße an. Der Zucker im Blut dient ihnen dann als Stärkung. Sind sie einmal dort angekommen, ist ihre Behandlung noch um einiges schwieriger.

Pilze kann man nicht aushungern. Sie werden im Gegenteil bei Nahrungsmangel erst richtig gefährlich.

Den Schaden können Sie nur abwenden, wenn Sie den Pilzen nicht nur die Nahrung wegnehmen, sondern ihnen auch gleichzeitig mit Medikamenten den Garaus machen. Die am häufigsten angewendeten Präparate wirken ausschließlich gegen Pilze und schaden weder den nützlichen Darmbakterien noch Ihnen.

Eine Anti-Pilz-Behandlung kann neben Diät und Medikamenten auch noch andere Bestandteile haben. So stärken einige Präparate Ihr Immunsystem. Auch dem Darm kann man helfen, wieder fit zu werden. Diese Ergänzungen sind individuell und eine Sache zwischen Ihrem Therapeuten und Ihnen. Auf jeden Fall aber muß die Behandlung eine Anti-Pilz-Diät und Medikamente beinhalten. Bei den Medikamenten gibt es heute viele unterschiedliche Substanzen, die auch verschiedene Wirkungsweisen haben. Die meisten Medikamente gegen eine Pilzinfektion im Darm wirken ausschließlich im Magen-Darm-Trakt.

Der Klassiker Nystatin, ein wirksames Medikament

Bereits 1950 entdeckten zwei Amerikanerinnen einen Wirkstoff, der bis heute bei der Anti-Pilz-Behandlung weltweit im Einsatz ist. Sie isolierten aus Bakterien eine natürliche Substanz, die einem Bakterium als Waffe gegen Pilze dient. Diesen Wirkstoff tauften die beiden Forscherinnen »Nystatin«. Dieses Kürzel steht für »New York State in« und soll daran erinnern, daß die Substanz in einem Labor des US-Bundesstaates New York entdeckt wurde. Nystatin ist eines der wenigen hochwirksamen Medikamente fast ohne Nebenwirkungen. In einigen Fällen verursacht es bei sehr hoher Dosierung Durchfall. Die Nystatinmoleküle sind so groß, daß diese die Darmwand nicht durchdringen können. So verläßt die Substanz unverändert den Verdauungstrakt. Sogar Schwangere dürfen es deshalb ohne Bedenken nehmen.

Nystatin: Morgens, mittags, abends

Die Dosierung von Nystatin richtet sich vor allem danach, wie viele Pilze in Ihrer Stuhlprobe waren. Ein sehr gängiges Behandlungsschema sieht so aus:

Morgens nehmen Sie: 2 Dragees Nystatin nach dem Frühstück. Nach dem Essen Zähne putzen und mit der Nystatinflüssigkeit den Mund spülen. Die Substanz möglichst lange im Mund behalten und »durch die Zähne ziehen«. In kleinen Portionen langsam schlucken.

Mittags und abends machen Sie es wie morgens. Nach den Mahlzeiten schlucken Sie jeweils 2 Nystatintabletten. Im Bett vor dem Schlafen noch einmal Nystatinflüssigkeit in den Mund nehmen und nach einiger Zeit langsam schlucken. Dann rutscht die Substanz nicht gleich abwärts in den Magen und wirkt in der Speiseröhre. Deshalb wäre es gut, auch tagsüber die Flüssigkeit im Liegen zu nehmen, wenn Sie die Möglichkeit dazu haben.

Die Medikamente

Mittel gegen Darm-pilze wirken nur im Verdauungstrakt und gelangen nicht in den Körper.

Nystatin ist in Deutschland frei in der Apotheke verkäuflich. Die Wirkungsweise von Nystatin ist einfach: Es macht die Außenwand der Pilzzelle durchlässig. So verlieren Pilze lebenswichtige Stoffe; gleichzeitig dringen fremde Substanzen in ihre Zelle ein, die dann entweder in sich zusammenfällt oder platzt.

Viele Firmen bieten diese Substanz unter verschiedenen Namen an. Seien Sie also nicht überrascht, wenn auf der Packung ein anderer Produktname steht. Als Wirkstoff ist dennoch Nystatin darin enthalten. Er ist ebenso auf der Packung aufgedruckt, nur etwas kleiner. Manche Ärzte und Heilpraktiker verordnen gerne speziell vom Apotheker angemischte Medikamente. Achten Sie aber auf eine ausreichend hohe Dosierung des Medikaments. Beim Nystatin zählt man in »Internationalen Einheiten (I.E.)«. Eine Tablette Nystatin sollte 500 000 I.E. enthalten. Bei Fertigpräparaten steht diese Dosierung auf der Verpackung.

Nystatin, ein natürlicher Stoff

Selbst wenn Sie Medikamenten gegenüber skeptisch eingestellt sind und es eher mit einer möglichst sanften Medizin halten, brauchen Sie keine Angst zu haben. Nystatin ist ein natürlicher Stoff. Die Medizin macht sich nur seine Wirkung zunutze, die er auch in der Natur hat: Pilze abzutöten.

Nystatin gibt es für die Darmheilung in Form von Tabletten, Dragees und als Flüssigkeit oder Gel für den Mund- und Rachenraum. Es ist sehr wichtig, daß Sie immer sowohl Tabletten als auch die Flüssigkeit oder das Gel verwenden! Denn wenn sich Pilze im Darm breitgemacht haben, sitzen sie auch – unsichtbar – im Mund und in der Speiseröhre. Dann nutzt eine Darmsanierung gar nichts, weil Sie immer wieder neue Pilzzellen herunterschlucken und sich neu infizieren. Das Gel oder die Flüssigkeit wirkt vom Mund bis in den Magen, die Tabletten von dort an abwärts. Nur so haben Pilze keine Chance mehr.

Medikamente für den Darm: Natamycin und Amphotericin B

Chemisch eng verwandt mit dem Nystatin sind die Substanzen Natamycin und Amphotericin B. In Tablettenform oder als Flüssigkeit wirken beide ebenso wie Nystatin ausschließlich im Darm und haben praktisch keine Nebenwirkungen. Amphotericin B gibt es außerdem noch als Lutschtablette, was für eine gründliche Mundsanierung bei Pilzbefall sinnvoll sein kann.

Sitzen die Pilze außerhalb des Darmes, müssen Sie Medikamente nehmen, die im ganzen Körper wirken.

Manchmal verordnen Ärzte auch Amphotericin B als Infusionslösung. Gelangt das Medikament über die Blutbahn in alle Organe, tötet es dort die Pilze ab. Diese Behandlung ist nur bei schwerkranken Pilzpatienten nötig, bei denen die Ärzte die Krankheit nicht mehr anders in den Griff bekommen. Dies nicht zuletzt deshalb, weil diese Behandlungsform schwere Nebenwirkungen haben kann.

Leider helfen Nystatin, Natamycin oder Amphotericin B in Tablettenform nicht mehr, wenn sich die Schmarotzer bereits in anderen Organen oder auf der Haut niedergelassen haben. Zwar kann ihr Ausgangsort der Darm gewesen sein, aber für die Heilung beispielsweise einer Nagelpilzinfektion oder einer Pilzbesiedelung der Lunge reichen die Darmmedikamente nicht mehr aus. Einige Experten fordern trotzdem, in diesen Fällen den Darm mit zu untersuchen und auch zu behandeln, weil er eine mögliche Infektionsquelle ist.

Medikamente für den ganzen Körper: die Azole

Haben sich Pilze in der Niere, in den Harnwegen oder auf der Haut niedergelassen, helfen die Darmmedikamente nicht mehr allein. Dann verordnen viele Ärzte Präparate, die die Darmwand durchdringen und im ganzen Körper wirken. Diese »systemische« Therapie, wie Ärzte die Behandlung des ganzen Organsystems nennen, war bis vor einigen Jahren problematisch, weil diese Medikamente zum Teil schwere Nebenwirkungen hatten.

Das älteste systemische Medikament unter den Azolen ist das Ketoconazol. Es verursacht manchmal Nierenschäden und wird heute innerlich kaum noch angewendet. Forscher haben aus diesem Medikament im Laufe der Jahre andere Azole weiterentwickelt, die wesentlich weniger Nebenwirkungen haben. Heute verschreiben Mediziner meistens die Wirkstoffe Fluconazol und Itraconazol. Das Itraconazol

Die Medikamente

Die Nebenwirkungen von Anti-Pilz-Mitteln für den ganzen Körper sind heute wesentlich geringer als früher.

rezeptieren Ärzte vorrangig bei Pilzinfektionen der Haut und der Finger- und Fußnägel. Fluconazol geben sie ihren Patienten oft bei schweren Pilzinfektionen der inneren Organe und auch gegen Scheidenpilze. Für den Laien ist es schwierig, die Vor- und Nachteile systemisch wirkender Medikamente zu überblicken. Weil sie ohnehin verschreibungspflichtig sind, fragen Sie Ihren Arzt nach Wirkungen und Nebenwirkungen, wenn er diese Medikamente für nötig hält.

Pulver, Tinkturen und Shampoos: Hilfe gegen Hautpilze

Leichter als im Darm sind Pilze auf der Hautoberfläche zu erreichen. Hierfür gibt es fast alle Anti-Pilz-Wirkstoffe als Salbe, Creme, Tinktur, Bad, Pulver, Shampoo und Lösung. Auch das Ketoconazol leistet hier sehr gute Dienste, weil es äußerlich angewendet nicht die beschriebenen unerwünschten Nebenwirkungen hat. Die Behandlung mit Salben und Tinkturen erfordert meist etwas mehr Geduld als mit systemisch wirkenden Medikamenten. Sie hat dafür auch weniger Nebenwirkungen. Auch hier ist Ihr Arzt der beste Berater.

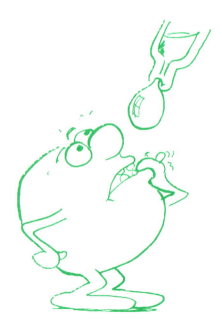

PILZE BEHANDELN

DER ABLAUF EINER ANTI-PILZ-DIÄT

Es gibt keine einheitliche Behandlung gegen Pilze im Darm. Die Behandlungsdauer richtet sich vor allem danach, wie viele Schmarotzer den Patienten plagen und wie zählebig der krank machende Keim ist. Auch die Art der Medikamente und ihre Dosierung richten sich danach. Genauso unterschiedlich reagiert jeder Pilzpatient auf die Behandlung: Der eine könnte schon nach den ersten Tagen Bäume ausreißen, der andere fühlt sich erst einmal schlechter. Die folgende Übersicht zeigt Ihnen, auf was Sie sich bei einer Anti-Pilz-Behandlung einstellen sollten und was Sie tun müssen.

Die erste Woche – das sollten Sie zu Beginn tun

● Wechseln Sie Ihre Zahnbürste aus. Oft sitzen daran Pilze, und Sie stecken sich immer wieder aufs neue an. Über Nacht sollten Sie den Bürstenkopf in eine pilztötende Lösung stellen. Der Apotheker berät Sie. Auch Zahnprothesen müssen über Nacht desinfiziert werden.
● Waschen Sie Ihre Unterwäsche, Ihre Handtücher und Waschlappen während der gesamten Behandlung bei 95° C.
● Wenn Sie mögen, entleeren Sie zu Beginn der Anti-Pilz-Therapie Ihren Darm einmal völlig, etwa mit dem abführenden Glaubersalz aus der Apotheke. Einige Menschen finden dies als Start in eine solche Behandlung angenehm. Die Darmentleerung ist aber aus Sicht der Mediziner kein Muß.

Beginnen Sie gleichzeitig mit der Diät und der Medikamenteneinnahme.

● Kaufen Sie anhand unserer Liste die empfohlenen Lebensmittel ein. Nehmen Sie sich Zeit dafür. Ein wohlgefüllter Kühlschrank mit knackigem Gemüse und anderen Leckereien erleichtert Ihnen den Anfang. Denken Sie daran: Eine Anti-Pilz-Diät ist keine Hungerkur!
● Beginnen Sie mit der Diät und der Medikamenteneinnahme gleichzeitig.
● Nehmen Sie die Medikamente kurz vor oder mit den Mahlzeiten. Vergessen Sie vor dem Einschlafen nicht, den Mund noch einmal mit einer Anti-Pilz-Flüssigkeit zu spülen.
● Halten Sie sich in den ersten drei Wochen strikt an die Anti-Pilz-Diät.

Pilze behandeln

● Trinken Sie mindestens drei Liter am Tag. Das entlastet den Körper von schädlichen Stoffwechselprodukten absterbender Pilze.

Darauf sollten Sie sich einstellen

● Einige Pilzgeplagte merken schon nach kurzer Zeit eine deutliche Besserung ihrer Beschwerden. Bei anderen verschlimmern sich die Beschwerden zunächst. Das ist normal. Denn die millionenfach absterbenden Pilze belasten den Körper mit ihren schädlichen Stoffwechselprodukten. Außerdem muß die körpereigene Müllabfuhr die zerfallenen Pilzzellen loswerden. Das belastet den Organismus.

● In einigen Fällen reagiert der Körper mit Fieber. Das ist nicht gefährlich, sondern seine natürliche Abwehrstrategie. Auch wenn Sie sich sehr müde fühlen, ist dies wahrscheinlich ein Zeichen für einen tobenden Abwehrkampf. Diese Reaktion kennen auch die Mediziner. Sie nennen sie »Herxheimer Reaktion«. Werden Ihre Beschwerden sehr unangenehm, verringern Sie die Medikamentendosis etwas, um die Zahl der absterbenden Pilzzellen zu vermindern. Besprechen Sie dies vorher mit Ihrem Arzt!

Zuckerfreie Schleckereien helfen bei Heißhunger nach Süßem.

● In den ersten Tagen könnte es auch sein, daß Sie verstärkt Verdauungsprobleme plagen. Auch dies ist ein Nebeneffekt der absterbenden Pilze.

● Wenn die Pilze Ihren Stoffwechsel sehr gut »im Griff haben«, werden die Schmarotzer vielleicht versuchen, Sie zum Zuckeressen zu verleiten, um wieder gut wachsen zu können. Plagt Sie der Süßhunger, tricksen Sie die Quälgeister mit einer unserer zuckerfreien Schlemmereien aus.

Die zweite Woche – das sollten Sie nun tun

● Halten Sie sich weiter strikt an die Anti-Pilz-Diät, und nehmen Sie regelmäßig Ihre Medikamente.

● Nehmen Sie sich Zeit für sich selber. Sie werden jetzt vielleicht schon langsam merken, daß es Ihnen besser geht. Dann tut auch ein entspannendes Bad, ein Spaziergang oder ein Besuch beim Friseur der Seele doppelt gut.

Darauf sollten Sie sich einstellen

● Wenn die Pilze Sie sehr hartnäckig plagen, kann es sein, daß Sie sich noch immer müde und hungrig fühlen. Doch denken Sie daran: Sie sitzen am längeren Hebel, diese Phase dauert nicht mehr lange, wenn Sie nicht schwach werden!

● Wenn Ihre Beschwerden wie etwa Blähungen oder Gelenkschmerzen jetzt schon verschwunden sind, werden Sie nicht übermütig! Machen Sie sich klar: Es sind noch immer Pilze da, die sich sofort wieder rasant vermehren, wenn Sie die Behandlung jetzt schon abbrechen. Dann war alles umsonst.

Die dritte Woche und die Zeit danach

● Nehmen Sie auf jeden Fall Ihre Medikamente so lange wie sie der Arzt verschreibt. Das dauert in einigen Fällen bis zu vier, fünf Wochen oder länger.

● Nach dem Ende der Medikamentenbehandlung sollten Sie noch einmal eine Stuhlprobe abgeben und nachsehen lassen, ob die Pilze wirklich weg sind.

Nach Abschluß der Behandlung nochmals den Stuhl testen lassen.

● Jetzt sollten Sie ausprobieren, ob Ihnen hefehaltige Lebensmittel nicht bekommen oder ob Sie vielleicht andere Lebensmittel nicht vertragen.

● Seien Sie vorsichtig mit der Umstellung auf Normalkost. Beginnen Sie nur sehr langsam, Obst zu essen. Je länger Sie dies hinauszögern, um so besser. Süßigkeiten sollten noch eine ganze Weile tabu bleiben.

● Sie werden jetzt merken, daß es Ihnen deutlich besser geht. Wer vorher mit den Pfunden zu kämpfen hatte, freut sich wahrscheinlich etwa ab der fünften, sechsten Woche über den Gang auf die Waage.

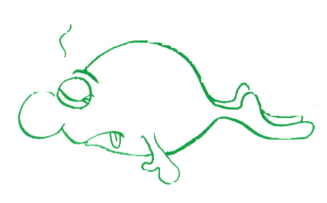

Pilze behandeln

Was tun, wenn die Pilze wiederkommen?

Es passiert nicht selten, daß Pilzinfizierte kurz nach ihrer Behandlung die ungeliebten Symptome zurückkehren fühlen. Zunächst einmal wird Ihr Arzt vermuten, Sie hätten die Diät nicht lange und nicht konsequent eingehalten oder es mit den Medikamenten nicht genau genug genommen. Doch es gibt viele andere Gründe für einen Rückfall.

● Eine häufige Quelle für die Wiederansteckung ist ein Loch in einem Zahn. Dort nisten sich die Schmarotzer gerne ein. Die Medikamente dringen jedoch oft nicht in ausreichender Konzentration dahin vor. Auch Zahnstein bildet häufig Ecken und Winkel, die den Pilzen Unterschlupf bieten. Lassen Sie das von einem Zahnarzt überprüfen.

● Vielleicht haben Sie sich auch bei Ihrem Partner wieder angesteckt. Es muß nicht sein, daß er oder sie etwas von den Schmarotzern bemerkt, ein Kuß reicht manchmal schon für eine Ansteckung.

● Eine weitere Infektionsquelle sind auch Haustiere. Wenn Sie Ihrer Katze oder Ihrem Hund über Kopf oder Schnauze streichen und sich einige Zeit danach selbst wieder an die Schleimhäute fassen, ist eine Ansteckung schnell wieder passiert.

● In seltenen Fällen sind auch anatomische Besonderheiten an der Hartnäckigkeit der Pilze schuld. Experten berichten von Patienten, bei denen die Schmarotzer in kleinen Ausstülpungen des Darmes saßen. Dorthin reichten die Medikamente nicht, und die Pilze vermehrten sich immer wieder.

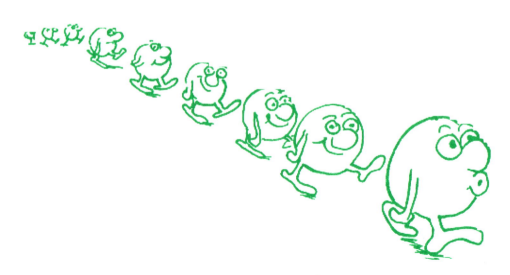

ALTERNATIVE UND ERGÄNZENDE THERAPIEN

HOKUSPOKUS ODER HEILUNGSMETHODEN

Neben der Standardtherapie »Medikament und Diät« gibt es eine ganze Reihe weiterer Konzepte gegen Pilze. Für den Experten steht allerdings fest: Keine erfolgreiche Therapie ohne Ernährungsumstellung und Anti-Pilz-Medikamente. Als gute Ergänzung zur Standardtherapie haben sich im Laufe der Zeit einige Behandlungsformen erwiesen. Andere Heilmethoden sind Mumpitz und teilweise sogar recht gefährlich. Wir stellen Ihnen hier einige ergänzende Therapiekonzepte vor, damit Sie selbst entscheiden können, ob Sie es zusätzlich damit versuchen wollen.

Der Aufbau der Darmflora

Der Darm ist normalerweise ein Tummelplatz für viele hundert verschiedene Darmbakterienarten. Sie sorgen mit dafür, daß er richtig funktioniert. Haben sich aber einmal Pilze breitgemacht, stören sie das gesunde Gleichgewicht dieser gutartigen Bakterien empfindlich. Beseitigt man die Pilze mit Medikamenten, empfehlen viele Ärzte, die Bakterienflora wieder gezielt aufzubauen. Die dazu notwendigen Bakterien gibt es als Tabletten frei verkäuflich in der Apotheke.

Die Darmoberfläche ist zwar groß, aber irgendwann ist auch sie voll besetzt. Besiedeln nützliche Bakterien einen pilzfreien Darm, haben es eindringende Pilze schwer, sich breitzumachen. Außerdem besitzen auch Bakterien wirksame Waffen gegen Pilze. Versuche einer Greifswalder Professorin haben beispielsweise gezeigt, daß Pilze sich nicht so rasant vermehren, wenn gleichzeitig Bakterien mit ihnen um die Nahrung konkurrieren.

Gutartige Darmbakterien haben noch eine weitere Wirkung im Darm: Obwohl sie nicht schädlich sind, regen sie die Darmoberfläche ständig dazu an, potente Abwehrstoffe gegen Mikroorganismen zu produzieren. Gerade nach einer Pilzinfektion des Darmes ist die Immunabwehr an der Darmschleimhaut oft sehr geschwächt. Bildet der Körper dort nun beispielsweise ausreichend Immunglobuline vom Typ A

Nützliche Bakterien machen es Pilzen schwer, sich im Darm niederzulassen. Sie konkurrieren mit ihnen um die notwendige Nahrung.

75

Alternative und ergänzende Therapien

Im Dünndarm leben andere Bakterien als im Dickdarm. Experten empfehlen deshalb, den Darm mit unterschiedlichen Mikroorganismen zu besiedeln.

(IgA), kann er sich auch wieder besser gegen neu eindringende Pilze wehren. Gutartige, vermehrungsfähige Darmbakterien gibt es von verschiedenen Herstellern als Tabletten oder als Saft. Die Dosierungsanleitung steht im Beipackzettel. Weil in den einzelnen Darmabschnitten verschiedene Bakterien leben, empfehlen Experten, unterschiedliche Präparate gleichzeitig zu nehmen. Die einen enthalten unter anderem sogenannte Lactobakterien, die sich vornehmlich im Dünndarm tummeln.

Weiter unten, im Dickdarm, leben gerne die *Eschechia colik* oder auch kurz *E. coli* genannt. Auch sie gibt es als Kapsel. Ergänzend verschreiben manche Ärzte noch einen Saft, der eine ganze Reihe abgetöteter Darmbakterien und Zellbestandteile enthält. Diese können sich zwar nicht mehr vermehren, fördern aber die Antikörperproduktion an der Darmschleimhaut.

Futter für die guten Bakterien: Milchzucker

Wenn gutartige Darmbakterien gedeihen sollen, kann man sie regelrecht füttern, ohne daß gleichzeitig die Pilze davon profitieren. Milchzucker dient den Bakterien als willkommene Nahrung, krank machende Pilze dagegen können ihn nicht verstoffwechseln. Das verschafft den Bakterien einen Wachstumsvorteil, vor allem wenn man ansonsten alle anderen Zucker aus der Nahrung streicht. Deshalb ist beispielsweise unser spezielles Anti-Pilz-Müsli mit Milchzucker gesüßt.

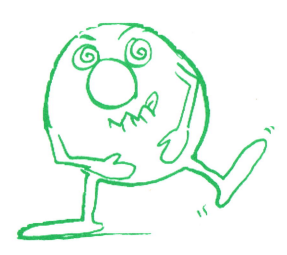

Die Stärkung des Immunsystems

Manche Ärzte empfehlen bei einer Pilzinfektion eine Stimulierung des Immunsystems im ganzen Organismus. Dazu stehen etliche Medikamente zur Verfügung, die sehr unterschiedlich wirken.

Immunglobuline

Um den Menschen vor gefährlichen Infektionen zu schützen, kann man dem Immunsystem mit einem Medikament auf die Sprünge helfen, das Zellen der körpereigenen Abwehr enthält. Diese Mixtur aus Immunglobulinen lassen sich beispielsweise Tropenreisende oft als Vorbeugung gegen Gelbsucht spritzen. Auch bei der Behandlung von Pilzinfektionen setzen sie einige Mediziner ein. Experten streiten sich noch darüber, wie effektiv diese Behandlung gegen Pilze ist. In jedem Fall ist das Medikament relativ teuer.

Echinacea

Echinacea ist ein pflanzliches Produkt und wird aus Sonnenhut gewonnen. Der Extrakt besitzt eine immunstimulierende Wirkung. Die Verfechter dieser Therapie meinen außerdem, daß Sonnenhutextrakt direkt gegen Pilze wirkt. Zur unterstützenden Therapie ist dieses Medikament sinnvoll. Der Echinacinextrakt aus der Apotheke hat eine wesentlich stärkere Wirkung als eine Teezubereitung. Arzneimittelspezialisten meinen, daß durch Tee allein die notwendige Dosis nicht zu erreichen ist.

Vitamine, Mineralstoffe und Spurenelemente (Selen und Zink)

Mediziner haben beobachtet, daß die körpereigene Abwehr von Pilzpatienten häufig »lahmt«. Ihr fehlen oft Vitamine, Mineralstoffe und Spurenelemente, um richtig funktionieren zu können. Es hat sich gezeigt, daß Pilzpatienten vor allem das Element Zink fehlt. Der gesunde Mensch braucht am Tag durchschnittlich 15 Milligramm des Spurenelements. Zink spielt eine wichtige Rolle bei vielen Prozessen, die im Immunsystem ablaufen. Zur unterstützenden Therapie bei Pilzinfektionen verschreiben deshalb manche Ärzte Zinktabletten. Es gibt sie auch frei verkäuflich in der Apotheke.

Gleiches gilt auch für das Spurenelement Selen, dessen immunstärkende Wirkung heute wissenschaftlich gut belegt ist. Viele Selenpräparate enthalten allerdings gleichzeitig »zahme« Hefen. Viele Pilzinfizierte vertragen selbst gutartigen Hefen nicht mehr, so daß sie sich

Vitamine, Mineralstoffe und Spurenelemente helfen dem Immunsystem auf die Sprünge. Es kann sich dann besser gegen die Pilze zur Wehr setzen.

Alternative und ergänzende Therapien

in diesem Fall besser nach einem Selenmedikament umsehen, das ganz sicher keine Hefe enthält. Theoretisch können Ihnen auch alle anderen Vitamine, Mineralstoffe und Spurenelemente fehlen. Ein solcher Mangel läßt sich auch im Blut nachweisen. Allerdings ordnen nur wenige Ärzte eine solche Blutuntersuchung an, obwohl dies die medizinisch sinnvollste Lösung wäre. Denn Sie brauchen keine zusätzlichen Vitamine und Spurenelemente zu schlucken, wenn sie Ihnen nicht fehlen. Eine vernünftige Ernährungsweise wie unsere Langzeitdiät reicht im Normalfall völlig aus.

Homöopathische Verfahren

Homöopathische Medikamente wirken nicht direkt gegen Pilze, sie können die Behandlung ergänzen. Verzichten Sie nicht auf Standardmedikamente.

Viele naturheilkundliche Ärzte und Heilpraktiker wenden zur Therapie verschiedener Krankheiten Homöopathika an. Das sind Präparate, deren Ursprungssubstanz so stark verdünnt wurde, daß – wenn überhaupt – rein rechnerisch nur noch wenige Moleküle davon im Medikament selbst vorhanden sind. Die Wirkungsweise dieser Mittel erklären Homöopathen allerdings ohnehin nicht über die Konzentration des Ausgangsstoffes, sondern über andere Mechanismen. Diese Medikamente sollen vielmehr den ganzen Körper für die Krankheit unempfänglicher machen. Nach wie vor herrscht eine lebhafte Diskussion um diese Form der alternativen Medizin, die wir hier nicht abschließend beurteilen können.

Homöopathische Medikamente

Für eine Anti-Pilz-Therapie in unserem Sinne sind Homöopathika allein ungeeignet. Laborversuche mit homöopathisch verdünntem Nystatin haben gezeigt, daß es in dieser Form keine Wirkung gegen Pilze hat. Bei solchen Versuchen züchtet der Wissenschaftler eine Pilzkultur auf einem Nährboden. In die Mitte stanzt er ein Loch und gibt den zu testenden Wirkstoff hinein. Wenn rings um diesen Wirkstoff die Pilzbesiedelung zurückgeht, heißt das, daß die Substanz die Pilze tötet oder hemmt. Bei homöopathisch verdünntem Nystatin oder anderen verdünnten Anti-Pilz-Mitteln hat sich kein solcher Ring gezeigt. Wir empfehlen deshalb keine Anti-Pilz-Therapie, bei der Sie zugunsten von Homöopathika auf Standardmedikamente völlig verzichten. Homöopathika sind in Ordnung, wenn Ihr Therapeut Ihnen solche Mittel noch zusätzlich verordnet, um vielleicht die Behandlung zu unterstützen oder Ihrem Immunsystem zu helfen.

Homöopathische Verfahren

Die Vaccinationstherapie

Anhänger der Vaccinationstherapie verwenden homöopathische Lösungen, die sie ihren Patienten vor allem bei Infektionskrankheiten spritzen. Diese Nosoden sind aus infektiösen Substanzen hergestellt und sollen dem Körper helfen, besser mit der Krankheit fertig zu werden. Dieser Therapie liegt die Idee einer Impfung zugrunde, daher auch der Name »Vaccinationstherapie«.

Allerdings hat sie mit einer Impfung im herkömmlichen Sinne nichts mehr zu tun, weil die Krankheitskeime so stark verdünnt sind, daß sie rein rechnerisch kaum mehr in der Lösung vorkommen. Anhänger dieser Methode sagen auch, daß diese Therapie Gifte aus dem Körper ausleiten soll, die der Krankheitskeim hinterlassen hat. Diese Thesen sind bislang wissenschaftlich nicht belegt. Wie auch bei homöopathischen Medikamenten gilt für die Nosodentherapie: Als Ergänzung zur Standardtherapie mag sie ihren Sinn haben, ergänzende Behandlungen sind eine Sache zwischen Ihrem Therapeuten und Ihnen.

Die homöopathische Vaccinationstherapie hat mit einer Impfung im herkömmlichen Sinne nichts mehr zu tun. Der Impfstoff ist so stark verdünnt, daß rein rechnerisch keine Ausgangsstoffe mehr in der Lösung vorkommen.

Elektroakupunktur nach Voll

Etwa 700 Heilpraktiker und naturheilkundliche Ärzte verwenden in der Bundesrepublik die Elektroakupunktur nach Voll (EAV). Sie soll zur Diagnose und Behandlung von Krankheiten dienen. Ihre Anhänger sagen, daß sie damit relativ einfach auch tief im Körper verborgene Krankheitsherde aufspüren können. Die Wirkung der EAV ist bei Medizinern allerdings sehr umstritten. Daher ist sie zumindest für die Behandlung von Pilzinfektionen nicht nötig. Denn die zur Verfügung stehenden Nachweismethoden sind zuverlässig und schaden Ihnen nicht. Wenn Sie meinen, daß Ihnen eine EAV-Behandlung, etwa zur Stimulierung des Immunsystems, hilft, können Sie sie zusätzlich zur Standarddiagnose und -therapie in Anspruch nehmen.

Unwirksam oder gefährlich: Vorsicht vor diesen Methoden!

Bei Pilzinfektionen sind viele Behandlungsmethoden noch umstritten, die meisten wie etwa die Homöopathika sind als ergänzende Therapie akzeptabel. Auf die folgenden drei Anti-Pilz-Behandlungen sollten Sie sich dagegen auf keinen Fall einlassen.

Alternative und ergänzende Therapien

Wirkungslos gegen Pilze: Schwedenkräuter und Natron

Natron und Schwedenkräuter sind wirkungslos. Da sie die Behandlung auch nicht unterstützen, sollten Sie darauf verzichten.

Einige Bücher über Säuglingspflege empfehlen eine Natronlösung zur Behandlung und Vorbeugung von Pilzinfektionen. Laborversuche haben gezeigt, daß Pilze trotz Natron ungerührt weiterwachsen. Die Autoren behaupten dagegen, Natron sei mindestens ebenso wirksam wie Nystatin oder andere Anti-Pilz-Medikamente. Das ist falsch und gefährlich, wenn Sie deshalb auf andere Medikamente verzichten. Da Natron auch keine unterstützende Heilwirkung hat, ist es bei einer Pilzbehandlung überflüssig.

Das gleiche gilt auch für die sogenannten Schwedenkräuter, eine Lösung aus Alkohol und elf Kräutern. Auch sie zeigte keine Wirkung gegen Pilze, erst bei hoher Alkoholkonzentration starben einige Pilze ab. Da Schwedenkräuter die Anti-Pilz-Therapie auch sonst nicht unterstützen können, lehnen pilzkundige Ärzte diese Flüssigkeit bei Pilzinfektionen ab.

Lebensgefährlich: Bor

Im letzten Jahrhundert verwendete man Bor oder Borsäure zur Desinfektion, auch manche Krankheiten behandelten Ärzte damit. Heute warnen Ärzte eindringlich vor dieser Substanz, denn eine Behandlung mit Borsäure kann tödlich sein. Selbst als Salbe dringt Bor durch die Haut und lagert sich in inneren Organen ab. Borsäurepuder verursacht Nierenschäden.

Pilzexperten beklagen, daß diese Substanz in letzter Zeit dennoch ein Comeback gefeiert hat. Immer wieder berichten Ärzte von Fällen, in denen beispielsweise Scheidenpilzinfektionen mit einem borhaltigen Tampon kuriert werden sollten und die Patientin eine Vergiftung erlitt. Darüber hinaus wirkt Bor noch nicht einmal gegen Pilze: Laborversuche haben gezeigt, daß sich die Schmarotzer trotz relativ hoher Borkonzentrationen gut vermehren.

Wann bin ich wieder gesund?

Ob Sie die Pilze besiegt haben, merken Sie selbst zuerst. Wenn Ihre Beschwerden auf Pilze zurückzuführen waren, sind sie nun endgültig verschwunden. Viele ehemalige Pilzpatienten fühlen sich nach ihrer Behandlung »wie neu geboren«. Doch auch wenn Sie sich pudelwohl fühlen, muß eine Kontrolle beispielsweise einer Stuhlprobe beweisen, daß die Pilze tatsächlich weg sind. Denn es reichen nur einige wenige Keime, die sich wieder innerhalb kürzester Zeit vermehren, und Sie werden erneut krank.

Freuen Sie sich, wenn Ihnen das Labor bestätigt, daß Sie pilzfrei sind. Denn dann haben Sie unglaublich zähe Schmarotzer kleinbekommen, die Ihnen wahrscheinlich schon viele Jahre zu schaffen gemacht haben. Sollten Sie aber nach einiger Zeit spüren, daß die Symptome zurückkehren, seien Sie nicht enttäuscht: Rückfälle kommen leider immer wieder vor. Pilze sind eben sehr hartnäckig.

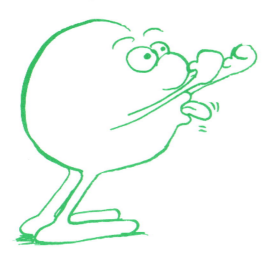

TEIL 2: ELISABETH LANGE

DIE ANTI-PILZ-DIÄT
HEILEN UND VORBEUGEN
DURCH GESUNDE ERNÄHRUNG

HEILSAMES ESSEN

DIE RICHTIGE ERNÄHRUNG BEI PILZERKRANKUNGEN

Über die medizinische Seite einer Pilzinfektion haben Sie bis hierher schon viel erfahren. Nun geht es um einen mindestens ebenso wichtigen Teil der Therapie: um Ihre Ernährung. Mit ihr haben Sie den Schlüssel zu Ihrer Heilung selbst in der Hand.

Warum die Diät wichtig ist

Machen Sie den penetranten »Mitessern« im Darm den Aufenthalt in Ihrem Körper so unangenehm wie möglich. Dann sind Sie sie garantiert schnell wieder los.

Bei reichlichem Nahrungsangebot vermehren sich schädliche Pilze im Körper rasant, sie verdoppeln ihre Anzahl bis zu dreimal pro Stunde. Experten sind sich einig, daß man die unangenehmen »Mitesser« im Darm nur dann auf Dauer los wird, wenn man ihnen den Aufenthalt so unangenehm wie möglich macht. Doch das können Medikamente nicht allein. Eine Anti-Pilz-Diät gehört zur Behandlung.

Wenn sich bei ungünstiger Ernährung die Pilze im Körper an unserem Essen regelrecht mästen und entsprechend wohl fühlen, wird es schwer, sie wieder loszuwerden. Läßt man die Verursacher der Erkrankung dagegen fasten, hält sich ihre Vermehrung in Grenzen; die Medikamente geben ihnen dann den Rest. Theoretisch wäre es also gut, die Schnorrer auszuhungern. Doch das geht nicht! Der Mensch muß essen, und der Pilz ißt immer mit. Unser Körper braucht eine einwandfreie stetige Versorgung mit allen lebenswichtigen Nährstoffen, damit er leistungsfähig bleibt und sich gegen Eindringlinge wehren kann. Und nicht zuletzt soll dem Pilzpatienten das Essen weiterhin Spaß machen. Nur: Was dem Menschen schmeckt und bekommt, läßt vielfach auch den Pilz auf das beste gedeihen. Verschwinden umgekehrt alle Speisen vom Tisch, von denen die Pilze profitieren, muß der Mensch darben. Radikale Diäten bringen also nichts. Vor allem deshalb nicht, weil sie der Erkrankte voller Frust wieder aufgibt. Eine optimale Diät gegen Pilzerkrankungen ist also ein Kompromiß zwischen gesundem und wohlschmeckendem Essen für den Menschen und einer ausgeklügelten Mangelernährung für den Pilz. Das gilt ganz besonders, weil sich die Diät über viele Wochen oder sogar Monate hinziehen kann.

Doch keine Panik: Eine vernünftige Ernährungsweise, die die schädlichen Pilze in Schach hält, kann wunderbar schmecken. Auch wenn Sie für Ihre Familie kochen oder oft Gäste haben, brauchen Sie keine langen Gesichter zu befürchten, wenn Sie nach unseren Rezepten kochen. Insbesondere dann nicht, wenn Ihre Angehörigen und Freunde schon Erfahrung mit der Vollwerternährung gemacht haben. Eine Anti-Pilz-Diät unterscheidet sich zwar in wichtigen Punkten von der Vollwertidee, aber kulinarisch sind die Unterschiede nicht groß. Es wird Ihnen also nicht schwerfallen, sich an die von uns entwickelte Diät gegen Pilzbefall zu gewöhnen.

Eine Diät, die schädliche Pilze in die Schranken weist, kann abwechslungsreich sein und wunderbar schmecken.

So bieten Sie den Parasiten Schach

- Lassen Sie alles Zuckerhaltige weg, und essen Sie stärkereiche Lebensmittel nur, wenn gleichzeitig reichlich Ballaststoffe darin sind.
- Verzichten Sie auf Früchte und auf alle Produkte daraus – selbst wenn auf der Packung mit dem Wort »zuckerfrei« geworben wird.
- Essen Sie in den ersten Wochen Ihrer Pilzbehandlung morgens ein Spezialmüsli (Seite 101) anstelle von Brot.
- Halten Sie sich an Gemüse! Mindestens einmal täglich sollte je eine große Portion gegartes und rohes Gemüse auf den Tisch kommen.
- Machen Sie in den ersten Wochen um alles Alkoholhaltige einen Bogen. Später können Sie ab und zu ein Glas trockenen Wein trinken.
  Bier und Schnaps bleiben tabu, bis die Pilze endgültig verschwunden sind.

Heilsames Essen

GÜNSTIGE LEBENSMITTEL

Tausende von unterschiedlichen Lebensmitteln stehen uns beim täglichen Einkauf zur Wahl. Zwischen den Waren aus Supermärkten, grünen Läden und Reformhäusern können wir aussuchen, was wir mögen, was uns bekommt und was in die Anti-Pilz-Diät paßt. Die folgende Übersicht soll dabei helfen.

Milchprodukte

- Naturjoghurt mit lebenden Kulturen
- Quark in allen Fettstufen
- Schichtkäse
- körniger Frischkäse
- Trinkmilch
- Dickmilch
- Kefir
- Buttermilch
- alle Sorten Sahne und Crème fraîche
- ungesüßte Molke
- Schnitt-, Schmelz- und Weichkäse

Eier

- frische Eier in jeder Form
- Eiklar und Eigelb

Gemüse

- alle frischen und tiefgefrorenen Gemüse
- vor allem Knoblauch, Zwiebeln, Porree, Rettich, Meerrettich, Garten- und Brunnenkresse
- Hülsenfrüchte, getrocknet oder aus der Dose
- Sauerkonserven, die ohne Zucker eingelegt sind
- milchsaure Gemüse (z.B. Sauerkraut, Bohnen)
- Ballaststoff-Flocken aus Zuckerrüben

Getränke

- Diätlimonade mit Süßstoff – ohne Zuckerzusatz
- Cola-Getränke mit Süßstoff
- Bohnenkaffee oder Landkaffee
- schwarzer Tee und Kräutertees
- Mineral- und Heilwässer
- Gemüsesäfte ohne Zuckerzusatz

Nährmittel und Kartoffelprodukte

- alle Getreide als ganzes Korn oder als Schrot, Vollkornmehl oder -grieß
- Hafer-, Weizen-, Roggen- und Hirseflocken
- Hafer- und Weizenkleie
- Kartoffeln
- Pommes frites
- Kartoffelchips

Sojaprodukte

- Tofu (Sojaquark)
- Sojamilch (Sojadrink)
- Sojamehl, -granulat und -flocken
- Sojafleisch und -wurst

Günstige Lebensmittel

Suppen, Binde- und Würzmittel

- klare Brühen und Bouillons
- klare Suppen
- Fonds aus dem Glas
- zuckerfreier Senf (siehe Rezept Seite 158)
- zuckerfreie Mayonnaise (siehe Rezept Seite 188)
- zucker- und stärkefreies Ketchup
- Essig (ausgenommen Balsamessig)
- reines Kakaopulver (ohne Zuckerzusatz)
- natürliches Zitronenaroma
- natürliches Mandelaroma
- synthetische Backaromen
- Gelatine
- kohlenhydratfreie pflanzliche Bindemittel wie z.B. Biobin oder Nestargel

Brot/Backwaren

- Sauerteig-Roggen-Vollkornbrot (ohne Malzzusatz)
- ballaststoffangereicherte Sauerteig-Brote (ohne Malzzusatz), z. B. Kleiebrot
- ungesüßte Vollkornkekse
- Vollkorn-Knäckebrot

Fleisch und Wurstwaren

- Fleisch von Geflügel, Wild, Kaninchen, Lamm, Rind und Schwein
- Frischwurst
- Schinken
- Rauchfleisch
- zuckerfreie Dauer- und Streichwurst

Fisch und Krebstiere

- alle Meeres- und Süßwasserfische
- Austern und Miesmuscheln
- Tintenfisch oder Calamari ohne Panade
- Krabben, Shrimps, Hummer und andere Krebstiere
- Fischkonserven im eigenen Saft und in Öl

Fette und Öle

- kaltgepreßte Pflanzenöle (z. B. Olivenöl, Nußöl, Leinöl)
- raffinierte Pflanzenöle (z. B. Markenöle mit und ohne Sortenangabe)
- Margarine, Halbfett-Margarine
- Butter, Butterschmalz
- Schweine- und Gänseschmalz

Nüsse und Samen

- Erdnüsse
- Haselnüsse
- Walnüsse
- Cashewnüsse
- Paranüsse
- Sonnenblumenkerne
- Sesam
- Leinsamen
- Mohn
- Kürbiskerne
- Kokosflocken
- ungesüßtes Nußmus aus dem Reformhaus

Süßes

- kohlenhydratfreie Süßstoffe wie Saccharin, Cyclamat, Aspartam und Acesulfam
- Milchzucker

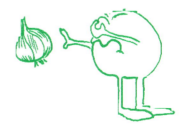

Heilsames Essen

LEBENSMITTEL, DIE SIE MEIDEN SOLLTEN

Alles, was den Pilzen allzu gut bekommt, sollten Sie für die Dauer einer Diät von Ihrem Einkaufszettel streichen. Keine Angst – die ausgegrenzten Lebensmittel schränken Ihren Speisezettel nicht so sehr ein, daß es Ihnen an Nährstoffen mangeln könnte. Im Gegenteil: Wer sich an die Liste hält, lebt gesund und entlastet den Körper.

Fleischwaren

* Dauerwurstsorten, die mit Zucker oder Honig verarbeitet sind (auf der Zutatenliste nachsehen!)

Fisch

* Fischkonserven mit Saucen
* paniertes Fischfilet
* fritierter Fisch in Panade
* Fischmarinaden

Obst und Fruchtprodukte

* frische und tiefgefrorene Früchte
* gezuckerte und ungezuckerte Säfte
* Fruchtnektare, Sirup und Fruchtsaftgetränke
* Frucht-Dicksäfte
* gezuckerte und ungezuckerte Obstkonserven
* Rosinen und andere Trockenfrüchte
* alle Sorten Konfitüre
* Apfel- und Birnenkraut
* Fruchtjoghurt und ähnliche Milchprodukte mit Fruchtzusatz

Süßes

* Haushaltszucker
* brauner Zucker, Farin- und Rohrzucker
* getrockneter Zuckerrohrsaft
* Kandis
* Traubenzucker
* gesüßte Nußprodukte
* Süßwaren wie Bonbons, Schokolade, Marzipan und Riegel
* Lakritz und zuckerhaltige Hustenbonbons
* Zuckerrüben- und Ahornsirup
* Honig
* Instant-Kakaopulver
* Süßstoffmischungen mit Zuckeranteil wie z.B. Streusüße
* Zuckeraustauschstoffe wie z.B. Fruchtzucker, Sorbit, Xylit
* Eiscreme, auch Diabetiker-Eis
* Diät-Süßwaren für Diabetiker
* Diabetiker-Kuchen

Lebensmittel, die Sie meiden sollten

Nährmittel und Kartoffelprodukte

- helles Weizenmehl (Type 405, 550 und 1050)
- helles Roggenmehl (mit niedriger Typennummer)
- Brötchen und Fladenbrote
- Speisestärke, Sago
- Weißreis und Vollkornreis
- Hart- und Weichweizengrieß
- Kartoffelpüreepulver
- Pulver für Fertig-Klöße
- Cremesuppen
- Tomatensuppen und -saucen
- Saucenbinder und Instant-Saucen
- gesüßte Müslimischungen
- geröstete, gesüßte Kleieprodukte
- Müslimischungen mit Trockenfrüchten oder Rosinen
- Kuchen und Gebäckmischungen
- Dessert- bzw. Puddingpulver
- Sahnefestiger
- Weizenkeime

Saucen/Würzen

- stärkehaltige Saucen in Pulver- oder Pastenform
- zucker- und/oder stärkehaltiges Ketchup
- flüssige Fertig-Saucen mit Zucker und/oder Stärke
- Sojasaucen
- Hefe-Extrakt

Fette

- Brat- und Backfette mit hohem Anteil an gesättigten Fettsäuren wie z.B. Kokosfett

Getränke

- alle Sorten Bier
- Weine und Aperitif-Getränke
- Liköre und Schnäpse
- Limonaden und Cola-Getränke mit Zucker
- gesüßte Milchmischgetränke

Bei einer Pilzerkrankung müssen alle zuckerhaltigen Lebensmittel für einige Monate vom Speisezettel verschwinden.

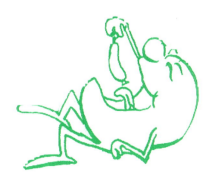

89

DIE VERLOCKUNG DES SÜSSEN

PILZE MÖGEN ZUCKER

Zucker schmeckt uns von Kindesbeinen an köstlich. Seine feinen Kristalle intensivieren den Geschmack anderer Lebensmittel und liefern außerdem schnell Energie. Wer hungrig, todmüde und erschöpft ist, hilft sich nur allzugern mit etwas Süßem wieder auf die Beine. Kein Wunder, daß wir viel zuviel Süßes essen. Einige Menschen sind regelrecht süchtig nach Zucker. Die meisten Ernährungsexperten halten dies für einen Nebeneffekt schlechter Eßgewohnheiten und meinen: Die allzu große Menge Zucker bringt den Stoffwechsel in Unordnung und verursacht den Wunsch nach mehr. Pilzpatienten machen oft eine deutlich andere Erfahrung: Ihr Heißhunger auf Süßes verschwindet mit den Pilzen. Sie können dann mit Süßigkeiten wieder normal umgehen, das heißt, nur hin und wieder eine kleine Menge davon essen und danach wieder für längere Zeit den Gedanken an Süßes völlig vergessen.

Verzicht auf Zucker

Weil Zucker die Pilze zu ungehemmtem Wachstum anregt, müssen Pilzinfizierte für die Zeit der Behandlung auf zuckerhaltige Lebensmittel verzichten – auch wenn es anfangs schwerfällt. Zucker ist in einer Anti-Pilz-Diät absolut tabu. Das gilt sogar, wenn der süße Stoff bei einem Produkt auf den unteren Plätzen des Zutatenverzeichnisses steht und man davon ausgehen kann, daß der Gehalt relativ gering ist. Selbst in Minimengen verlängert Zucker die Erkrankung! Ernährungsfachleute raten auch gesunden Menschen ohne Pilzinfektionen zu weniger Süßigkeiten und dafür zu mehr stärkehaltigen Kohlenhydratlieferanten wie Kartoffeln, Hülsenfrüchten und Brot. Anders als den leicht verdaulichen Zucker nimmt der Körper stärkehaltige Lebensmittel langsamer, aber auch kontinuierlicher auf. Das Essen hält länger satt, der Blutzuckerspiegel bleibt stabil, und es gibt keine Anfälle von Heißhunger auf noch mehr Süßes. Ausdauersportler wie

Nur totaler Verzicht auf Süßes hilft gegen die lästigen und hartnäckigen Schmarotzer.

Läufer oder Radrennfahrer kennen das: Ihnen hilft etwas Süßes zwar schnell aus dem Leistungstief, ihre Kraft nimmt aber nach kurzer Zeit drastisch ab, wenn nicht ein stärkehaltiges Essen für langsamen, kontinuierlichen Energienachschub sorgt.

Anhänger der Vollwerternährung erklärten den Zucker sogar vor einigen Jahren kurzerhand zum Schadstoff. Sie empfahlen im Rahmen der Vollwerternährung natürliche Süßungsmittel wie Honig, Sirupe und Dicksäfte. Pathogene Pilze machen hier leider keine Unterschiede. Für sie sind auch alternative Süßmittel der reine Festschmaus. Dasselbe gilt für die sogenannten Diabetikerzucker. Sie bestehen aus Zuckerstoffen (Sorbit, Mannit, Xylit), die die meisten krank machenden Pilze ausgezeichnet vertragen. Schauen Sie auch erst einmal gründlich hin, wenn auf einer Packung Bonbons steht: »ohne Zucker«. Dann ist zwar kein Haushaltszucker enthalten, aber dafür zuckerähnliche Stoffe, die den Pilzen ebenfalls schmecken.

Bei Pilzerkrankungen sind alle Zuckersorten schädlich! Die einzige Ausnahme: der Milchzucker.

Zucker steckt in allen Kohlenhydraten

Bei einer Pilzerkrankung warnen Experten dringend vor Zucker. Stärkereiche Lebensmittel dagegen empfehlen sie. Dabei bestehen Zucker und Stärke aus den gleichen Bausteinen, aus Zuckermolekülen wie Traubenzucker (Glucose) oder Fruchtzucker (Fructose). Verbinden sich die zwei, entsteht ein Doppelzucker. Unser Haushaltszucker ist so eine Kombination aus Fruchtzucker und Traubenzucker. Alle bislang erwähnten Sorten schmecken süß. Wird aber die Zucker-Molekülkette länger, vergeht der süße Geschmack. Aus einer sehr langen Kette von Zuckern entsteht die Stärke. Sie schmeckt vollkommen neutral. Essen wir stärkereiche Lebensmittel, zerlegen die Verdauungssäfte unseres Körpers die unverdaulichen langen Molekülketten nach und nach in kleine einfache Zuckermoleküle. Schließlich wird daraus wieder Traubenzucker, weil das der Kraftstoff ist, den unser Körper braucht. Und genauso machen es auch die Pilze.

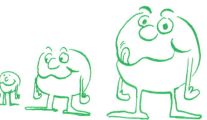

Die Verlockung des Süßen

Kleines Zuckerlexikon

Ob weiß, hellblond oder dunkelbraun – alle Zuckersorten haben eines gemeinsam: Sie liefern Energie und sonst nichts. Aber mehr benötigen die Pilzzellen auch gar nicht, um wunderbar zu gedeihen. Pilze konsumieren Diabetikerzucker ebensogern wie Kandis, braunen Zucker oder Traubenzucker.

Wenn Sie beim Einkaufen auf der Suche nach zuckerfreien Lebensmitteln die Packungsaufschriften studieren, begegnen Ihnen sicher viele der folgenden Bezeichnungen. Damit Sie selbst entscheiden können, welche Lebensmittel auf Ihren Speisezettel passen, haben wir hier die wichtigsten Zuckerarten erklärt.

Traubenzucker

besteht aus nur einem Zuckermolekül, ist also ein Einfachzucker und wird auf der Packung oft auch als Glucose oder Dextrose angegeben. Pur ist er für alle pathogenen Pilze ein »gefundenes Fressen« und läßt sie prächtig gedeihen. Deshalb gehört er nicht in die Anti-Pilz-Diät.

Fruchtzucker

Auf der Zutatenliste von Fertigprodukten und Säften heißt er oft auch Fructose. Er zählt zu den Einfachzuckern, ist ein Bestandteil des Haushaltszuckers und trägt seinen Namen, weil er speziell in Früchten besonders reichlich vorhanden ist. Pilze mögen ihn, deshalb darf er in der Diät möglichst nicht enthalten sein.

Zucker liefert Energie. Doch die holen sich Menschen mit Pilzinfekten besser aus Lebensmitteln, die gleichzeitig viele Vitamine, Mineral- und Ballaststoffe bieten.

Haushaltszucker

mit seinen weißen oder bräunlichen Kristallen kennen wir alle. Er ist die meistgebrauchte Zuckersorte beim Kochen am heimischen Herd. Auf Etiketten heißt er auch Kristallzucker oder Saccharose. Die Kristalle sind aus je einem Teil Traubenzucker und Fruchtzucker aufgebaut. Für Pilzpatienten ist dieser Zucker für die Zeit der Kur tabu.

Malzzucker

Er wird auf der Zutatenliste häufig auch Maltose genannt und ist ein Zweifachzucker aus zwei Traubenzuckergliedern. Malzzucker kommt reichlich in Backwaren und im Bier vor. Produkte, die mit Malzzucker hergestellt sind, eignen sich nicht für die Anti-Pilz-Diät.

Milchzucker

wird auch Lactose genannt und ist ebenfalls ein Zweifachzucker. Er besteht aus einem Molekül Traubenzucker (Glucose) und einem weiteren Zuckermolekül namens Galactose und kommt – wie der Name schon sagt – in Milch und Milchprodukten reichlich vor. Für pathogene Hefen ist Milchzucker ungenießbar. Es gelingt ihnen nicht, das Molekül aufzuspalten. Pilzerkrankte können Milchzucker deshalb essen. Er hat einen zweiten Vorzug: Milchzucker ernährt die natürlichen Feinde der Pilze, die Darmbakterien.

Krank machende Pilze können Zucker direkt verwerten. Sie leben also regelrecht von unserer Lust auf Süßes.

Glucosesirup und Maltodextrin

Diese Zutaten finden sich in vielen Fertigprodukten. Sie bestehen aus kurzen und mittleren Traubenzucker-Ketten und liefern den Pilzen allesamt hochwillkommenes Futter. Auch Produkte mit geringen Mengen von Glucosesirup oder Maltodextrin sollten bei Pilzbefall gemieden werden.

Stärke

schmeckt nicht süß und ist auch kein Zucker. Aber sie entsteht aus langen Ketten von Zuckermolekülen. Stärke ist ein Vorratsstoff der Pflanzen und dient auch uns Menschen als gute Energiequelle. Weizen-, Reis-, Mais- oder Kartoffelstärke besteht aus geraden fadenartigen Molekülketten. Die Stärke von Hülsenfrüchten wie beispielsweise Erbsen, Linsen oder Bohnen ist dagegen aus vielfach verknäulten Molekülfäden konstruiert. Pilze können Stärkemoleküle durchaus in »Zuckerstücke« zerlegen und sich dann davon ernähren. Allerdings ist es für sie erheblich mühsamer, als wenn ihnen der Zucker »mundgerecht« angeboten wird. Insbesondere die Knäuel der Hülsenfruchtstärke bieten ihnen Widerstand. Darmpilze müssen sich schon sehr anstrengen, um aus dieser für sie ungenießbaren Stärkeart die begehrten Zuckermoleküle herauszulösen. Wichtig für die Wirkung auf Pilze ist vor allem die Kombination von Stärke und Ballaststoffen. Ballaststoffe bilden sozusagen eine Barriere um den verdaulichen Kohlenhydratkern des Lebensmittels. Die Pilze kommen also nicht so leicht an ihr Futter, weil die Aufspaltung in »Zuckerbröckchen« nur langsam vor sich geht. Dabei rutscht der Nahrungsbrei durch den hohen Gehalt an Ballaststoffen sehr schnell weiter. Die Pilze haben sozusagen das Nachsehen, denn sie können ihren Anteil an Zucker nicht schnell genug aus dem Essen herausfischen.

Auch für Osteoporosekranke ist viel Zucker schädlich. Nach neuen Forschungsergebnissen wird nach einer Mahlzeit mit reichlichem Zuckergehalt besonders viel Kalzium mit dem Urin ausgeschieden.

BALLASTSTOFFE – GUT GEGEN PILZE

GROBE KOST MACHT FIT

Den vielfältigen Wirkungen von Ballaststoffen kam die Wissenschaft erst vor knapp zwanzig Jahren auf die Spur. Zu Beginn unseres Jahrhunderts galten die unverdaulichen Substanzen buchstäblich als überflüssiger Ballast, von dem man annahm, daß er den Körper durch zusätzliche Verdauungsarbeit schwäche. Nicht zuletzt deshalb wertete man grobes dunkles Mehl und derbe Gemüsesorten wie Hülsenfrüchte und Kohl als Arme-Leute-Essen ab. Erst nachdem gegen Ende der siebziger Jahre englische Forscher einen Zusammenhang zwischen allzu verfeinerter Nahrung und Zivilisationskrankheiten gefunden hatten, nahmen sich auch die Ernährungsfachleute des Themas an. Sie stellten fest: Eine ballaststoffreiche Ernährung enthält weniger Fett, weniger Cholesterin, weniger gichtfördernde Purine – und weniger Energie, also Kalorien oder Joule. Kurz gesagt: Wer reichlich Ballaststoffe verzehrt, ißt vernünftig.

Wie Ballaststoffe auf Pilze wirken

Innerhalb einer Pilzbehandlung haben Ballaststoffe ganz besondere Vorteile: Pathogene Pilze können sie nicht verdauen, also auch nicht von ihnen profitieren. Die unverdaulichen Substanzen spielen für das gute Funktionieren des Darms eine zentrale Rolle.

Essen Sie nur Lebensmittel, die neben Stärke auch viele Ballaststoffe liefern. Dann haben die Pilze das Nachsehen.

Quellstoffe beispielsweise können im Darm Flüssigkeit aufnehmen und anschwellen. Sie machen die Menge des Nahrungsbreis größer. Vor allem aber binden sie beim Aufquellen schleimhautreizende, unverträgliche und eventuell auch giftige Stoffe im Darm.

Faserstoffe gehören zu einer zweiten wichtigen Ballaststoff-Gattung. Sie sorgen dafür, daß mehr Verdauungssäfte fließen und die Nahrungsreste schnellstens aus dem Körper befördert werden. Beide Funktionen der Ballaststoffe sind innerhalb einer Anti-Pilz-Diät natürlich hocherwünscht.

Schnelle Beförderung

Ballaststoffe beschleunigen den Transport der Nahrung durch den Darm. Verfeinerte Speisen mit geringem Gehalt an Unverdaulichem benötigen bis zu 70 Stunden für den Weg durch den Körper. Dagegen ist ein Essen mit viel Ballast schon nach acht Stunden ausgewertet. Wird der Nahrungsbrei schnell abtransportiert, haben die Pilze nur wenig Zeit, sich gütlich zu tun. Außerdem gelangen nur wenige ihrer schädlichen Stoffwechselprodukte durch die Darmwand in den Körper. Ein guter Test, mit dem man das Verdauungstempo im eigenen Darm messen kann: Essen Sie eine große Portion Rote-Bete-Salat, und merken Sie sich die Uhrzeit. Wenn der Stuhl rötlich gefärbt ist, hat das Gemüse den Darm passiert.

Wechselwirkungen

Gerade in den ersten Tagen der Behandlung ihrer Pilzinfektion geht es vielen Menschen schlecht, weil die durch Medikamente abgestorbenen Pilzzellen und deren Stoffwechselprodukte leichte, vergiftungsähnliche Zustände verursachen. Das kennen Mediziner auch von der Behandlung bakterieller Infektionen durch Antibiotika: Viele Patienten fühlen sich erst einmal matt und angegriffen. Die Ärzte haben diesen Effekt »Herxheimer Reaktion« getauft. Wenn Sie mit dem Beginn Ihrer medizinischen Behandlung reichlich Ballaststoffe zu sich nehmen, binden diese die Problemstoffe im Darm, und Sie bekommen die kurzfristigen, aber unangenehmen Nebeneffekte der Therapie erheblich weniger zu spüren. Eine Ernährungsweise, die reich ist an unverdaulichen Bestandteilen, sorgt zusätzlich dafür, daß die Anti-Pilz-Medikamente besser wirken: Ballaststoffe tragen die Arzneimittel bis in jede Falte des Darms. Beim Stichwort »Ballaststoffe« denken die meisten von uns vielleicht an Vollkornbrot und Weizenkleie. Tatsächlich sind die Schalenbestandteile der verschiedenen Getreidesorten sehr wirksam und gut verträglich. Der Anteil der Ballaststoffe im Gemüse ist wegen des hohen Wassergehalts der Pflanzen mit ein

Ballaststoffreiche Lebensmittel sättigen gründlich und für lange Zeit.

bis fünf Prozent Ballast recht gering, aber durch die günstige Zusammensetzung trotzdem sehr effektvoll. So rasieren die großen Partikel von geraspeltem rohen Gemüse und Getreideschrot die an der Darmwand festgehefteten Pilze regelrecht ab. Ballaststoffe haben also auch eine mechanische Funktion.

Was dem Darm besonders guttut

Derbe ballaststoffreiche Kost wirkt wie eine Bürste: Ihre groben Partikel schrubben die Pilze regelrecht weg.

Hülsenfrüchte wie Erbsen, Bohnen, Linsen, Sojabohnen und Kichererbsen liefern dem Darm übrigens fast doppelt soviel unverdauliche Fracht wie Vollkornbrot, nämlich bis zu 20 Prozent. Neben dem Quellstoff Pektin und dem Faserstoff Zellulose enthalten Gemüse und Hülsenfrüchte zusätzlich unverdauliche Schleimstoffe und Eiweißkomponenten, Pflanzengummiarten und Mehrfachzucker. Zwar ist ihr Anteil gering, doch haben diese Substanzen große Vorzüge: Pathogene Pilze können sie nicht fressen, den guten Darmbakterien dienen sie als Futter und verbessern die Darmflora. So sind nützliche Mikroben in der Lage, sich gut zu entwickeln und als gesunde Konkurrenz die Ausbreitung der Pilze zu hemmen.

Ballaststoffe aus Getreide, Gemüse und Hülsenfrüchten sorgen also für einen gesunden Darm. Bis zu 500 verschiedene Mikroorganismen besiedeln unsere Darmschleimhäute, und nur ganz wenige davon sind für uns schädlich. Die verschiedenen unverdaulichen Nahrungsbestandteile verhindern mit einem komplexen Mechanismus Fehlbesetzungen in diesem Bakterienrasen. Zusätzlich regen sie die Durchblutung des Darms durch Dehnung und mechanische Reize an. So werden die Immunzellen in der Darmschleimhaut besonders gut mit Sauerstoff und Nahrung versorgt. Ist der Darm gut in Form, kann er Pilzinfektionen viel leichter abwehren.

Ballast zum Kaufen

Beim Kochen und Backen können Sie den Ballaststoffgehalt Ihrer Lieblingsgerichte durch die Zugabe von Getreidekleie erhöhen. Sie finden im Lebensmittelregal zwei Sorten mit ganz unterschiedlichen Eigenschaften: die unlösliche faserstoffreiche Weizenkleie und lösliche quellstoffreiche Haferkleie-Flocken. Probieren Sie, welche Sorte zu welchem Gericht am besten paßt. Nicht aus Getreide, sondern aus Rüben stammen Ballaststoff-Flocken, die etwas langsamer aufquellen und sich in Eintöpfen und beim Backen gut verwenden lassen. Rüben-Ballastflocken eignen sich besonders für Getreideallergiker und sind glutenfrei.

Hafer- und Weizenkleie öfter einmal unter ein Essen mischen. Wer allergisch gegen Getreide ist, nimmt statt dessen Rüben-Ballastflocken.

Ganz gleich, welche Sorte Ihnen am besten schmeckt und bekommt – verwenden Sie jeweils nur ein, zwei Löffel in einem Gericht. Dann verändert sich der gewohnte Geschmack kaum, und der Körper kommt mit der anderen Zusammensetzung des Essens gut zurecht.
Wichtig: Wer ballaststoffreich ißt, muß viel trinken.

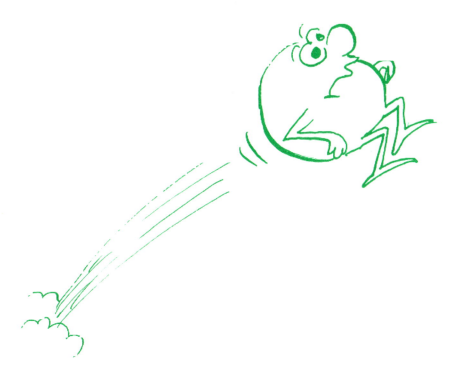

GESUNDES FRÜHSTÜCK

HONIG UND KONFITÜRE SIND TABU

An keiner anderen Mahlzeit halten wir so fest wie an unseren Frühstücksgewohnheiten. Der eine ißt gern ein Brot mit Käse oder Wurst. Ein anderer liebt sein Frühstücksei zum Knäckebrot. Es gibt auch durchaus Menschen, die am liebsten täglich Kuchen zum Frühstück verspeisen. Mancher mag den Tag nicht ohne knusprige Brötchen mit Konfitüre oder Honig beginnen. Es ist sicher schwierig, liebgewonnene Gepflogenheiten zu verändern. Doch geben Sie Ihrem Herzen einen Stoß!

Brot in der Pilzdiät

Weil innerhalb der Anti-Pilz-Diät alles Süße und auch Gebackenes aus weißem Mehl komplett vom Speisezettel verschwinden müssen, kommt hier vielleicht eine deutliche Umstellung auf Sie zu. Auf Kuchen, Brot und Brötchen aus weißem Mehl und mit süßen Zutaten oder Aufstrich stürzen sich die Schmarotzer morgens früh besonders gern – und vermehren sich dann explosiv. Viele Pilzkranke fühlen sich schon nach einer einzigen süßen Mahlzeit nicht mehr wohl. Dann haben sich nämlich die Pilze wieder rasant vermehrt. Denken Sie immer daran: Es dauert viel länger, gesund zu werden, wenn die Pilze immer wieder gut herangefüttert werden. Deshalb empfehlen wir Ihnen für die ersten zwei bis drei Wochen der Pilzbehandlung anstelle von Brot ein spezielles Müsli (siehe Seite 101) zum Frühstück.

Wenn schon Brot, dann am besten Sauerteigbrot aus Roggenschrot. Je deftiger und grobkörniger, desto nachhaltiger sättigt es.

Welche Brotsorte paßt in die Diät?

Wer seine Anti-Pilz-Diät über längere Zeit einhalten muß, wird auf Brot nicht verzichten wollen. Auch dann gibt es einige Tips für Sie: Essen Sie nur Brote, die mit natürlichem Sauerteig gelockert werden und zu 100 Prozent aus Vollkornmehl oder -schrot bestehen. Dabei spielt es keine Rolle, ob der Teig fein oder grob ist und ob ganze Körner darin zu sehen sind oder nicht. Aber verzichten Sie auf sehr dunkel aussehende Brote, denn die werden häufig mit zucker- oder malzhaltigem Sirup nachgefärbt und wären deshalb für die Pilze eine erfreuliche Mahlzeit. Bei Phantasienamen fragen Sie sicherheitshalber genau nach, aus welchem Teig das Brot gebacken wurde. Falls die Verkäuferin keine sachliche Auskunft geben kann, bitten Sie sie, sich in der Backstube zu erkundigen. Kaufen Sie erst, wenn klar ist, aus welchen Zutaten das Brot besteht.

Am besten Sauerteig

Am besten, Sie nehmen ausschließlich Sauerteigbrot aus Roggenschrot. Je deftiger und grobkörniger die Sorte, desto besser, denn dann sättigt es besonders nachhaltig. Das liegt vor allem an der respektablen Menge Ballaststoffe. Die kernige Beschaffenheit von Roggenbroten zwingt außerdem zum gründlichen Kauen. Wegen der deftigen Struktur haben die Pilze Mühe, ihren Anteil aus dem Brot herauszulösen, deshalb ist Roggenvollkornbrot innerhalb der Diät von allen Brotsorten die günstigste. Wenn es Natursauerteig enthält, liefert es reichlich Vitamine der B-Gruppe und Mineralstoffe. Diese wichtigen Nährstoffe benötigt ein pilzgeschädigter Organismus dringend, um die körpereigene Immunabwehr in Gang zu halten. Es lohnt sich also, nach einem echten Vollkornsauerteigbrot Ausschau zu halten. Wird ein Brot nicht gründlich genug von Natursauerteig gelockert, bleibt viel Phytin darin zurück. Dieser Stoff behindert die Aufnahme von wichtigen Mineralstoffen wie zum Beispiel Eisen, Magnesium, Kalzium und Zink.

Nur ein echtes Natursauerteigbrot liefert reichlich Mineralstoffe, die der Körper nutzen kann.

Keine hellen Brötchen

Auf Brötchen müssen Sie für die Zeit der Diät komplett verzichten. Viele dunkel aussehende Brötchensorten, die als Roggen-, Schrot-, Körner- oder Vollkornbrötchen über die Theke der Bäcker gehen, bestehen nämlich überwiegend aus hellem Weizenmehl. Sie enthalten nur geringe Mengen der namengebenden ballaststoffreichen dunklen Mehle, weil sie sonst viel flacher und so fest wie Brot geraten würden. Abwechslung bringen dagegen gelegentlich Vollkornbrote aus Weizen oder Dinkel. Es gibt sie nicht bei jedem Bäcker, doch die Suche danach lohnt sich.

Gesundes Frühstück

Ein Müsli am Morgen...

Egal, wie Ihre Frühstücksgewohnheiten bisher aussahen: Wir schlagen Ihnen für die ersten zwei bis drei Wochen Ihrer Anti-Pilz-Diät ein von uns speziell entwickeltes Müsli vor, von dem Sie sich einen Vorrat zusammenstellen können.

Was das Diätmüsli bringt

Wundern Sie sich nicht über die lange Zutatenliste. Die Kombination der verschiedenen Zutaten ist wichtig für die Wirksamkeit. Die Mischung liefert genügend Kohlenhydrate für einen energiegeladenen Start in den Tag. Das Beste daran: Sie bleiben nach dem Frühstück für lange Zeit satt und leistungsfähig, weil die Zutaten erst nach und nach aufgeschlossen werden und so dem Körper über lange Zeit Energie liefern. Außerdem steckt in diesem Müsli eine ausgeklügelte Kombination von unterschiedlich wirkenden Ballaststoffen. Speziell die enthaltenen Schleim- und Quellstoffe nehmen unliebsame Stoffwechselprodukte der Darmpilze auf und befördern sie schnellstens aus dem Körper. Die Kombination dieser Ballaststoffe mit dem für die Pilze unverdaulichen Milchzucker fördert außerdem die natürliche Besiedlung des Darms mit Mikroben, die uns bei der Verdauung und bei der Abwehr von Pilzen nützlich sind. Und weil ein solches Müsli auch den Zähnen etwas zu tun gibt, helfen vermehrter Speichelfluß und gut durchblutetes Zahnfleisch (zusätzlich zu den notwendigen Medikamenten), die Pilze aus der Mundhöhle zu verscheuchen.

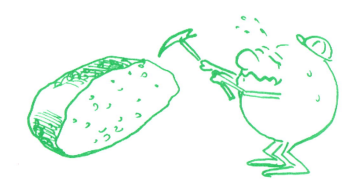

DAS FUNGIMÜSLI

Zutaten für 25–30 Portionen:

75 g ungeschälte Mandelkerne • 75 g Cashewkerne

50 g Sonnenblumenkerne • 75 g Kürbiskerne • 150 g geröstete Sojakerne

150 g Weizenkleie • 200 g Haferkleieflocken • 150 g geschrotete Leinsaat

100 g Milchzucker • 250 g kernige Haferflocken • 100 g Roggenflocken

150 g Gerstenflocken • 200 g Weizenflocken

Das Müsli enthält anstelle von Zucker Milchzucker, den die Pilze nicht mögen, der aber für eine gesunde Darmflora sorgt.

1

Mandeln, Cashew-, Sonnenblumen- und Kürbiskerne grob hakken und in eine große Schüssel geben. Sojakerne, Weizen- und Haferkleie, Leinsaat, Milchzukker und alle Flocken zufügen.

2

Alle Zutaten gut durchmischen und in festschließende Dosen oder Gefrierbeutel füllen. Das Müsli kühl und dunkel aufheben, damit es nicht an Nährstoffen verliert oder gar ranzig wird.

Tips zum Anti-Pilz-Müsli

Falls kein kühler Raum vorhanden ist, lagern Sie größere Müslivorräte im Gemüsefach des Kühlschranks. Eine Portion für die nächsten drei, vier Tage sollten Sie bei Zimmertemperatur aufheben, weil das Müsli dann aromatischer schmeckt. Kaufen Sie Müslizutaten entweder im Reformhaus, im grünen Laden oder von einem Markenhersteller im Supermarkt – auch wenn's etwas teurer ist. Nüsse und Samen können Mykotoxine (Pilzgifte) enthalten, wenn sie unsachgemäß behandelt wurden. Angesehene Hersteller und Bioorganisationen kontrollieren auf Pilzgifte und garantieren »saubere« Ware.

Falls Sie Unverträglichkeiten gegen eine der Nuß- oder Getreidesorten oder gegen Milchzucker haben, können Sie die betreffende Zutat weglassen. Essen Sie Ihr Müsli möglichst täglich mit Sauermilchprodukten wie Naturjoghurt, Buttermilch, Quark, Dickmilch oder Kefir. Innerhalb der Diät sind keine Früchte erlaubt. Geben Sie der Mischung mit einer Prise Vitamin C (Ascorbinsäure) eine säuerlich-fruchtige Note. So bekommen Sie die Vitamine, die im Kampf des Immunsystems gegen die Pilzinfektion so wichtig sind. Süßen können Sie das Müsli ganz nach Geschmack mit Flüssigsüßstoff.

GETREIDE — DIE GESUNDEN KÖRNER

VOLLKORN GEGEN PILZE

Roggen, Weizen, Hafer, Gerste & Co. haben sich in den letzten Jahren einen Platz in unseren Kochtöpfen erobert und bewiesen, daß Körnerkost wirklich vorzüglich schmecken kann. Für die Ernährung bei Pilzerkrankungen sind Vollkorngetreide deshalb so interessant, weil sie reichlich Kohlenhydrate enthalten, die für unsere tägliche Leistungsfähigkeit so wichtig sind. Glücklicherweise können die im Darm angesiedelten Pilze davon kaum profitieren, weil die Kohlenhydrate mit den Schalen- und Fasersubstanzen des Korns fest verbunden sind und so den oft befallenen Dünndarm schnell passieren. Darüber hinaus nehmen Experten an, daß die groben Schalenpartikel des Getreides wie ein Rechen in den Pilzrasen auf der Darmwand fahren und ihn quasi abrasieren.

Die Vorzüge aufs Korn genommen

Vollkorngetreide hilft nicht nur gegen Pilze, sondern ist rundum nützlich für die Gesundheit.

Seit Jahrtausenden ist Getreide als Nahrungsmittel gründlich erprobt. Weizen, Roggen, Hirse, Gerste, Hafer & Co. waren für die Menschen immer schon echte Überlebensmittel. Heute wissen wir warum: Vollkorn hilft, Übergewicht und Diabetes zu vermeiden, denn die enthaltenen Ballaststoffe füllen den Magen und regulieren übergroßen Appetit. Die Nährstoffe werden langsam und kontinuierlich aufgenommen, deshalb gibt es keine großen Schwankungen beim Blutzucker. Bei Magenschleimhautdefekten binden und neutralisieren Getreidegerichte überschüssige Magensäure und helfen so, die Schäden zu heilen. Und nicht zuletzt: Vollkorn-Ballaststoffe kräftigen die Darmschleimhaut und verkürzen die Passagezeit des Nahrungsbreis.

Weizen, Dinkel und Grünkern

Alle drei stammen aus derselben Familie. Dinkel ist eine alte Weizensorte, die der moderne ertragreiche Weizen erst am Anfang dieses Jahrhunderts verdrängt hat. Heute besinnt man sich wieder vermehrt auf Dinkel, denn diese robuste alte Sorte gedeiht weitgehend ohne Pflanzenschutzmittel. Die zartgrünen aromatischen Körner des Grünkerns stammen ebenfalls von der Dinkelpflanze. Der Unterschied: Grünkern wird vor der Reife geerntet und in Spezialanlagen geröstet und getrocknet. Deshalb ist er für viele Menschen, die auf Weizen mit Unverträglichkeit reagieren, günstig.

Roggen

Er ist unser wichtigstes Brotgetreide. Soll aus Roggenmehl Brot werden, reicht Hefe allein zur Lockerung des Teiges nicht aus. Nur mit Sauerteig aus wilden Hefen, Essig- und Milchsäurebakterien wird das Brot locker. Für die Anti-Pilz-Diät ist Roggen sehr günstig. Für Menschen mit einer Hefe-Unverträglichkeit sind auch Sauerteigbrote nicht zu empfehlen. Aber innerhalb einer immunstärkenden Ernährungsweise sollte Roggen möglichst oft auf den Tisch kommen, denn das herzhafte Getreide besitzt einen besonders hohen Anteil an Eisen, Kalium, Phosphor, Magnesium, Fluor und Ballaststoffen. Roggenkörner erkennt man leicht an der graugrünen Farbe und ihrer länglichen, schmalen Form. Gerichte mit gekochten Roggenkörnern schmecken kräftig und aromatisch.

Roggengerichte schmecken kräftig und aromatisch.

Hafer

Mit seinem Fettgehalt von fast zehn Prozent und seinem angenehmen nußähnlichen Geschmack ist Hafer nicht nur als Kraftfutter für Mensch und Tier, sondern auch seit altersher als Kranken- und Säuglingskost bekannt. Seine Schleimstoffe gelten als magen- und darmfreundlich. Für Pilzpatienten bietet die Haferkleie einen weiteren Vorteil: Sie nimmt auf dem Weg durch den Darm die Stoffwechselprodukte der Pilze auf und hilft, sie binnen kurzem herauszutransportieren. Unangenehme Nebeneffekte einer Pilzinfektion im Darm kann Hafer also mildern.

Getreide – die gesunden Körner

Heute kommt meistens Nackt- oder Sprießkornhafer in den Handel. Diese besondere Züchtung hat keine Spelzen und muß deshalb nicht geschält oder enthülst werden. Dabei würden die Körner verletzt, das Fett könnte austreten und ranzig werden. Sprießkornhafer ist also haltbarer und sogar noch keimfähig, wenn man ihn kauft.

Buchweizen

Obwohl Buchweizen botanisch nicht zu den Getreidearten zählt, enthält er doch ganz ähnliche Inhaltsstoffe. Er liefert hauptsächlich Kohlenhydrate und Ballaststoffe. In den kantigen graubraunen Körnern stecken knapp zehn Prozent hochwertiges Eiweiß, mit dem die Pilze im Darm nichts anfangen können. Die Proteinqualität übertrifft die aller anderen Getreidearten. Das bedeutet: Auch ohne Milchprodukte und Eier könnte man von Buchweizen allein eine ganze Weile leben und müßte keinen Eiweißmangel befürchten. Überdurchschnittlich viel Vitamin E steckt außerdem in dem unscheinbaren Korn. Buchweizen ist frei von Gluten, einem Eiweißbestandteil, den einige Menschen nicht vertragen.

Hirse

Die kleinen gelben Körnchen gelten als eines der mineralstoffreichsten Getreide der Welt. Hirse hat – nach dem Hafer – von allen Getreidearten die größte Menge an wichtigen Inhaltsstoffen zu bieten: In ihr stecken zwischen fünf und 15 Prozent Eiweiß, Vitamine der B-Gruppe, etwas Beta-Karotin und Vitamin C. Vor allem ist Hirse eine fabelhafte Quelle für alle wichtigen Mineralstoffe und Spurenelemente. Die gelben Körnchen liefern vor allem das zahn- und knochenfreundliche Fluor. Aber: Hirse niemals roh essen, denn sie enthält eiweißschädigende Enzyme, die erst durch Kochen oder Rösten unschädlich gemacht werden. Das Eiweiß der Hirse ist nicht sehr hochwertig. Eine Kombination mit Milchprodukten, Eiern oder Hülsenfrüchten wertet es auf. Wer bei derselben Mahlzeit eine Vitamin-C-haltige Frucht oder Salat mit Paprikaschoten, Kohl oder Zitronensaft ißt, hilft dem Körper, das Eisen aus der Hirse besser zu nutzen.

Hirse darf man nur gekocht oder geröstet essen.

Aufbewahrung

Ganze Getreidekörner sind durch kühle, trockene und luftige Lagerung mehrere Jahre haltbar. Ist es zu warm, kommen unter Umständen schnell ungebetene Gäste: Schimmelpilze und Hefen lieben Wärme und lassen sich auf den Körnern nieder. Bei feuchter Witterung kann es sogar passieren, daß unverpackte Körner auskeimen und sichtbar schimmeln.

Gerste

Sie gehört zu den Spelzgetreiden, die durch Schleifen von ihrer harten Hülle befreit werden müssen. Aus geschälten Gerstenkörnern entstehen durch Polieren Graupen. Dadurch gehen eiweiß-, vitamin- und mineralstoffreiche Randschichten verloren. Graupen sind innerhalb einer Anti-Pilz-Diät nicht erwünscht, weil Pilze ohne diese Hülle leicht an das kohlenhydratreiche Innere des Korns gelangen. Ebenso wie Hafer ist auch Gerste bei einem empfindlichen Magen und Darm günstig. Vegetarier kombinieren Gerste für eine gute Eiweißversorgung mit Hülsenfrüchten.

Auch bei empfindlichem Magen und Darm ist Gerste gut verträglich.

Quinoa

Der südamerikanische Name der hellen runden Körner wird »Kienwa« ausgesprochen. Bemerkenswert an dem Korn ist sein Nährwert: 16 Prozent hochwertiges Eiweiß, sieben Prozent Fett und 64 Prozent Stärke. Daneben enthält Quinoa viele Vitamine, Ballast- und Mineralstoffe. Die ausgewogene Fülle an Nährstoffen macht die südamerikanische Spezialität ideal für Vegetarier. Die runden Körnchen kann man wie Reis kochen: Pro Tasse Körner benötigen Sie zwei Tassen Flüssigkeit. Die gegarten Körner schmecken nussig mit einer etwas bitteren Note.

Getreide – die gesunden Körner

Hinweise fürs Getreidekochen

Alle Getreidesorten vor dem Verwenden auf ein Sieb geben und unter fließendem Wasser gründlich abspülen. Damit entfernen Sie schon eine Menge der auf den Körnern natürlicherweise vorhandenen wilden Hefen. Weichen Sie die Körner ein, dann quellen sie vollständig auf, sind leichter verdaulich und schneller gar. Aber stellen Sie die Körner zum Quellen nicht in die warme Küche, sonst finden die überall vorhandenen Hefe- und Schimmelpilze gleich ein gemütliches Plätzchen darin und vermehren sich gewaltig. Körner zum Quellen immer kalt stellen. Nicht alle Getreidesorten müssen unbedingt vor dem Kochen quellen (siehe Tabelle unten). Garen Sie sie am besten im geschlossenen Topf bei kleiner Hitze. Körner schmecken besonders gut, wenn sie auf der abgeschalteten Herdplatte noch eine Weile ausquellen können. Dann sind sie auch besser verdaulich.

Tip für Berufstätige: Weichen Sie das Getreide über Nacht ein, dann können Sie es während des Frühstücks ankochen. (Herd abstellen nicht vergessen!) Bis zum Abend ist es im geschlossenen Topf perfekt nachgequollen.

Gar- und Quellzeiten auf einen Blick

Sorte	Einweichen Stunden	Garzeit Minuten
Weizen	8–12 Stunden	50–60
Dinkel	8–12 Stunden	50
Grünkern	evtl. 2–12 Stunden	40
Roggen	8–12 Stunden	60
Gerste	6–12 Stunden	40
Hafer	evtl. 2 Stunden	30
Buchweizen	nein	20
Hirse	nein	20
Quinoa	nein	12–15

Kochen Sie ruhig gleich eine größere Portion Getreide. Es hält sich im Kühlschrank mindestens vier bis fünf Tage frisch, wenn Sie es nach dem Kochen schnell abkühlen und gleich in einen Tiefkühlbeutel oder eine gut schließende Vorratsdose verpacken.

Vollkorn-Pfannkuchen

Zutaten für 1 Portion:
1 gehäufter EL Vollkornmehl • 80–100 ml Milch • 1 Ei • 1 Prise Salz
je eine Prise Backpulver und Vitamin C (Ascorbinsäure)
Öl zum Braten

1
Mehl, Milch, Ei, Salz, Backpulver und Vitamin C gründlich verquirlen. Nach Möglichkeit etwa 30 Minuten zum Quellen stehenlassen.

2
In einer beschichteten Pfanne etwas Öl erhitzen. Den Teig hineingießen und die Pfanne so schwenken, daß er zu einer dünnen Schicht in der Pfanne verläuft.

3
Den Pfannkuchen auf beiden Seiten hellbraun braten und bis zum Umwenden mit Deckel backen.

4
Dieses Grundrezept für Vollkorn-Pfannkuchen läßt sich mit Weizenvollkorn-, Gersten-, Roggen- oder Buchweizenmehl zubereiten. Mischungen aus zwei oder drei Mehlsorten sind ebenfalls köstlich. Wer die Pfannkuchen zum Frühstück essen möchte, rührt den Teig am besten am Abend vorher an.

Tip: Vollkorn-Pfannkuchen schmecken gut mit Zimt oder gemahlener Vanille gewürzt und mit süßem Quark oder Mascarpone gefüllt. Für eine herzhafte Version würzen Sie den Teig mit frischen Kräutern.

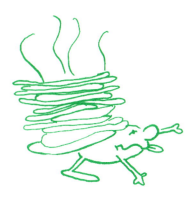

Getreiderezepte

GEFÜLLTE GERSTEN-EIERKUCHEN

Zutaten für 2 Portionen:

100 g Gerstenmehl • 1/4 l Milch • 2 Eier • 1 Prise Salz

je 1 Prise Natron und Vitamin C • 4 EL Öl zum Braten

2 EL kernige Haferflocken • 2 Tomaten • 2 hartgekochte Eier

1 Bund Basilikum • 200 g körniger Frischkäse

Salz, schwarzer Pfeffer aus der Mühle

1

Für die Eierkuchen Gerstenmehl, Milch, Eier, Salz, Natron und Vitamin C verquirlen. 30 Minuten quellen lassen.

2

In einer beschichteten Pfanne jeweils 1 EL Öl erhitzen. So viel Teig hineingeben, daß der Boden dünn bedeckt ist. Mit Haferflocken bestreuen, wenden und fertig braten. Auf diese Weise weiterarbeiten, bis der Teig verbraucht ist.

3

Tomaten waschen, entkernen und würfeln. Eier und Basilikum hacken und mit dem Frischkäse vermischen. Mit Salz und Pfeffer kräftig würzen. Tomatenwürfel untermischen und auf die Eierkuchen verteilen.

GRÜNKERN-BULETTEN

Zutaten für 8 Stück:

250 g Grünkernschrot • 400 ml Brühe • 2 große Eier • 2 EL Sojamehl

100 g Schmelzkäse • 1 Knoblauchzehe • 2 EL Haferflocken

Öl zum Braten

Selbst ausgemachte Fleischesser mögen diese vegetarischen Buletten. Sie sind saftig, würzig und schmecken auch kalt vorzüglich.

1

Grünkernschrot in die kalte Brühe geben und langsam zum Kochen bringen. Unter Rühren bei kleiner Hitze zu einem dicken Brei kochen und abkühlen lassen.

2

Eier, Sojamehl, Schmelzkäse, zerdrückten Knoblauch mit Grünkernbrei verkneten. Buletten formen und in Haferflocken wenden. In Öl bei mittlerer Hitze braten. Das dauert etwa 20 Minuten.

Getreiderezepte

WEIZENCURRY MIT GEMÜSE

Zutaten für 4 Portionen:
125 g Weizenkörner • Salz • 1 Lorbeerblatt • 2 Knoblauchzehen
1 Bund Lauchzwiebeln • 2 Paprikaschoten • 500 g Zucchini
40 g Butter oder Margarine • 1–2 EL Curry • 1/4 l Brühe
150 g Crème fraîche

1
Den Weizen über Nacht in reichlich Wasser einweichen. Die Körner mit dem Salz, dem Lorbeerblatt und einer Knoblauchzehe etwa eine Stunde bei kleiner Hitze weich kochen. Den Weizen abgießen und abtropfen lassen. Knoblauchzehe und Lorbeerblatt entfernen.

2
Lauchzwiebeln, Paprikaschoten und Zucchini waschen, putzen und kleinschneiden. Das Fett in einer großen tiefen Pfanne erhitzen, das Gemüse darin 5 Minuten dünsten und salzen. Die zweite Knoblauchzehe zerdrücken und kurz mitbraten. Mit Curry bestäuben und unter Wenden kurz weiterschmoren.

3
Die Brühe dazugießen. Weizen und Crème fraîche zufügen und bei mittlerer Hitze in der offenen Pfanne schmoren, bis die Sauce cremig geworden ist. Eventuell mit Salz nachwürzen und servieren.

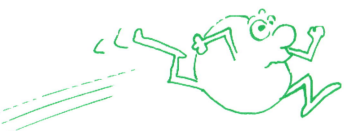

Getreiderezepte

GRATINIERTE KRÄUTERHIRSE

Zutaten für 4 Portionen:

150 g Hirse • 300 ml Brühe • 3 Eier • 3 Tomaten

2 EL gehackte gemischte Kräuter nach Wahl • 50 g Crème fraîche

3 EL geriebener Käse • Salz, Pfeffer aus der Mühle • 1 EL Butter

Zu gratinierter Kräuterhirse paßt gut gemischter Salat oder gedünstetes Gemüse.

1

Hirse mit Brühe zum Kochen bringen. Im geschlossenen Topf bei kleiner Hitze 20 Minuten ausquellen lassen. Auf der Kochstelle etwas abkühlen lassen.

2

Die Körner mit Eiern, kleingeschnittenen Tomaten, Kräutern, Crème fraîche und 1 EL Käse verrühren. Mit Salz und Pfeffer abschmecken. Die Mischung in

eine flache gefettete Form füllen, glattstreichen und mit Butterflöckchen belegen.

3

In den auf 200 Grad (Gasherd: Stufe 3/Umluft: 180 Grad) vorgeheizten Backofen schieben und in etwa 25 Minuten hellbraun backen. Mit dem restlichen Käse bestreuen und weiterbacken, bis der Käse zerflossen ist.

HIRSE-RISOTTO

Zutaten für 4 Portionen:

2 Bund Suppengrün • 2 Fleischtomaten • 2 El Öl • 200 g Hirse

1/2 l Brühe • 1 EL Butter oder Margarine • 2 EL Crème fraîche

1

Suppengrün putzen und fein würfeln. Tomaten waschen und kleinschneiden.

2

Suppengrün und Tomaten in Öl andünsten. Hirse zufügen und mit Brühe aufgießen.

Im geschlossenen Topf bei kleiner Hitze 20 Minuten garen. Auf der abgeschalteten Kochstelle weitere 10 Minuten quellen lassen.

3

Butter oder Margarine untermischen. Auf jede Portion einen Klecks Crème fraîche geben.

Getreiderezepte

BUCHWEIZEN-KASCHA

Zutaten für 4 Portionen:
150 g Buchweizen (ganze Körner) • 2 EL Öl • 3/4 l Brühe
2 EL gehackte Petersilie • Salz, Pfeffer aus der Mühle

1
Buchweizen in heißem Öl anrösten, bis er zu duften beginnt. Heiße Brühe dazugießen und umrühren.

2
Den Buchweizen aufkochen, im geschlossenen Topf bei kleiner Hitze 15 Minuten garen. Auf der abgeschalteten Kochstelle 10 Minuten quellen lassen. Petersilie untermischen und den Buchweizen mit Salz und Pfeffer nachwürzen.

Buchweizen-Kascha schmeckt mit einem Löffel saurer Sahne oder Crème fraîche besonders gut.

Tip: Reste von gekochtem Buchweizen mit geriebenem Käse und eventuell tiefgekühltem Spinat mischen, zu flachen Klößen formen, in Ei und Haferflocken wenden und anbraten.

Übrigens: Buchweizen ist gegen die meisten Krankheiten und Schädlinge widerstandsfähig. Deshalb müssen wir uns kaum vor Rückständen von Agrarchemikalien fürchten. Düngen und Spritzen lohnen sich beim Anbau von Buchweizen einfach nicht!

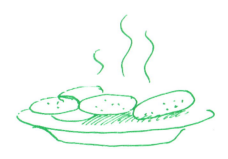
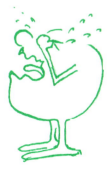

Getreiderezepte

Geschmorter Weizen

Zutaten für 4 Portionen:
150 g Weizenkörner • Salz • 1 Bund Suppengrün • 2 EL Sonnenblumenöl
150 ml Brühe • 100 g Crème fraîche • Pfeffer aus der Mühle

1
Weizen auf einem Sieb waschen und in 2 l kaltem Wasser über Nacht einweichen. Mit dem Einweichwasser und 1/2 TL Salz zum Kochen bringen.

2
Die Körner bei kleiner Hitze im geschlossenen Topf 45 Minuten garen. Auf der abgeschalteten Kochstelle weitere 30 Minuten quellen lassen.

3
Inzwischen das Suppengrün putzen und fein würfeln. In heißem Öl in einer großen Pfanne 5 Minuten dünsten.

4
Weizen auf einem Sieb abtropfen lassen und zum Gemüse geben. Mit Brühe ablöschen. Crème fraîche unterrühren.

5
In der offenen Pfanne bei mittlerer Hitze schmoren, bis die Flüssigkeit fast verdampft ist. Mit Salz und Pfeffer nachwürzen.

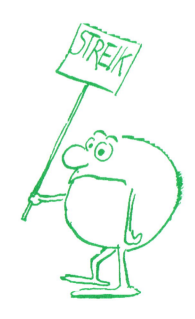

VOM KORN ZUM MEHL

MEHLTYPEN UND -SORTEN

In Reformhäusern und grünen Läden können sich die Kunden ihre Getreidekörner frisch mahlen lassen und unter bis zu zehn Mehlsorten wählen. Auch in Supermärkten gibt es viel Auswahl. Für unsere Anti-Pilz-Diät ist jedoch nicht jedes Mehl geeignet. Dunkle kleiehaltige Sorten sind günstig, denn sie enthalten mehr Ballaststoffe, Vitamine und Mineralstoffe als weißes Kuchenmehl.

Das richtige Mehl verwenden

Eine Typennummer auf der Mehltüte gibt Auskunft über die Backeigenschaften und den gesundheitlichen Wert eines Mehls. Unsere üblichen Kuchenmehle haben auf der Packung die Angabe »Type 405« oder »Type 550«. Müllereifachleute nennen solche weißen Mehle »niedrig« ausgemahlen. Nur der reinweiße Teil des Korns, der sogenannte Mehlkörper, ist darin enthalten. Pathogene Pilze machen sich über Lebensmittel aus weißem Mehl fast genauso gern her wie über süße Sachen. Meiden Sie es, und nehmen Sie statt dessen ausschließlich Vollkornmehl zum Kochen und Backen, denn es hat nicht nur einen höheren Nährwert, sondern wird auch – dank der enthaltenen Ballaststoffe – von pathogenen Pilzen schlechter ausgenutzt. Auf der Verpackung steht übrigens beim Vollkornmehl – im Gegensatz zu allen anderen Mehlsorten – keine Typenzahl, denn der Müller zerkleinert das komplette Korn zu Mehl. Ähnliches gilt für Roggenmehle: Auch hier steht eine niedrige Typenzahl für feines Mehl und eine höhere für empfehlenswertes Mehl mit größerem Schalenanteil. Verunreinigungen, wie beispielsweise die schwärzlichen hochgiftigen Mutterkornpilze, aber auch Steinchen, Staub oder Ungeziefer, entfernt ein guter Müller vor dem Mahlen. Deshalb gilt: Wer auf hygienisch saubere Ware Wert legt, greift am besten zu Marken-Vollkornmehl.

Ein Marken-Vollkornmehl eignet sich am besten für die Anti-Pilz-Diät.

Mehlsorten

Doppelgriffiges Mehl
Diese Spezialsorte ist in der Körnung etwas gröber als Haushalts-
mehl, jedoch genauso weiß und arm an Ballaststoffen. Für eine Anti-
Pilz-Diät ist es nicht geeignet.

Instant-Mehl
Durch ein Spezialverfahren wird weißes Mehl rieselfähig gemacht
und klumpt nicht beim Einrühren in Saucen oder Flüssigkeiten. Es ist
für eine Diät im Rahmen der Pilzbehandlung ungeeignet.

Spätzle-Mehl
Angeboten wird diese Spezialität aus weißem Mehl hauptsächlich im
süddeutschen Raum und in großen Supermärkten. Es ist für pathogene Pilze leicht konsumierbar und deshalb für eine Diät ungeeignet.

*Mehl ist nicht gleich
Mehl, deshalb sollten
Sie die für die Diät
geeigneten Sorten
kennen.*

Weizenmehl Type 1700
Es ist eigentlich kein Mehl, sondern ein recht grobkörniges Schrot, also zum Kuchenbacken nicht geeignet. An der hohen Typenzahl erkennt man schon den großen Anteil an ballaststoffreichen Randschichten des Korns. Im Vitamin- und Mineralstoffgehalt kommt die
Type 1700 dem Vollkornmehl schon recht nahe und kann auch innerhalb einer Anti-Pilz-Diät verwendet werden.

Vollkornmehl
Es ist die einzige Mehlsorte, die auf der Verpackung keine Typenzahl
ausweisen muß, denn in diesem Mehl sind sämtliche Bestandteile des
Korns und damit alle gesunden Vitamine, Mineralien und Ballaststoffe enthalten. Vollkornmehle nehmen etwas mehr Flüssigkeit auf als
weiße Feinmehle.

Grahammehl
Das Mehl enthält alle Bestandteile des Vollkornmehls, wird jedoch
auf spezielle Weise vermahlen und liegt in der Beschaffenheit etwa
zwischen dem feinen Vollkornmehl und dem groben Weizenschrot
der Type 1700. Innerhalb einer Anti-Pilz-Diät ist es empfehlenswert.

Tips zum Aufbewahren von Mehl

Vollkornmehl ist aufgrund seines Fettgehalts (Keimöl) nur wenige Monate haltbar. Beachten Sie das Mindesthaltbarkeitsdatum, und kaufen Sie besser nicht zu große Mengen auf einmal. Lagern Sie die Tüten kühl und trocken. Kommt das Mehl nämlich mit Feuchtigkeit in Kontakt, könnten sich darin Pilze entwickeln und das Mehl verderben. Wärme begünstigt die Entwicklung von Ungeziefer (Mehlmotten und -würmer). Ihre Vorräte an Nüssen sollten Sie separat lagern, denn Nußkerne ziehen ebenfalls Ungeziefer an, das sich im Mehl festsetzen kann. Vollkornmehl sollte nicht luftdicht in Plastiktüten oder -dosen aufgehoben werden; besser eignen sich Papiertüten oder locker schließende Porzellandosen.

Selbst gemahlen

Wer wegen des frischen nussigen Aromas sein Vollkornmehl gern selbst mahlt, hat bei Getreidemühlen die Qual der Wahl. Wenn Sie Ihre Anti-Pilz-Diät für sich alleine zubereiten, benötigen Sie meist nur eine handbetriebene Mühle, die bis zu 50 Gramm Mehl oder Schrot pro Minute schafft. Elektrogeräte mahlen dagegen bis zu 120 Gramm Getreide pro Minute und eignen sich nur, wenn alle in der Familie an der Pilzdiät teilnehmen und jemand regelmäßig hefefreies Brot (Rezept Seite 220) backen möchte. Falls Sie zusätzlich Nüsse oder Samen, wie zum Beispiel Leinsamen oder Mohn, in der Mühle schroten wollen, achten Sie auf das Mahlwerk. Nur Mühlen mit Stahl- oder Keramik-Mahlwerk zerkleinern Ölsaaten, ohne Schaden zu nehmen.

GEMÜSE TUT GUT!

GRÜNZEUG FÜR DAS IMMUNSYSTEM

Das ist weithin bekannt: Im Gemüse stecken jede Menge Vitamine und Mineralstoffe. Das Spektrum an Vitaminen ist mindestens so groß wie bei Früchten, die ja als besonders vitaminreich gelten. Allein die üppigen Nährstoffe wären schon ein Grund für Pilzpatienten, möglichst viel Frisches in Grün, Gelb und Rot auf den Tisch zu bringen, denn das Immunsystem ist durch den Befall der Parasiten oft schwer belastet und wird durch die Gemüse-Nährstoffe optimal versorgt und zur Regeneration angeregt. Neue Forschungsergebnisse zeigen darüber hinaus, wie wichtig natürliche Farbstoffe bei einer Pilzerkrankung sind. Diese sogenannten bioaktiven Flavonoide drängen die Schmarotzer zurück und helfen dem Körper, mit den Stoffwechselprodukten der Pilze besser fertig zu werden. Darüber hinaus enthalten viele Gemüsesorten, wenn sie roh als Salat gegessen werden, hochinteressante Wirkstoffe.

Gesund, heilsam und schmackhaft

Für Menschen mit einer Pilzerkrankung ist die Familie der Liliengewächse besonders wichtig. Ihre Mitglieder Knoblauch, Zwiebel, Porree und Schnittlauch weisen nämlich Stoffe auf – sogenannte Phytozide –, die gegen pathogene Pilze wirken. Von den genannten Gemüsen haben Porree und Schnittlauch die geringste Wirkung und Knoblauch bei weitem die stärkste. Insbesondere der Knoblauchwirkstoff Allicin hilft dem Körper, sich erfolgreich gegen die Angriffe von Pilzen zu wehren. Ähnliches gilt auch für Rettich, Meerrettich und Kresse. Sie wirken durch ihre Senföle sogar gegen hartnäckige Pilzinfektionen. Wen wundert es da, daß sich schon die Erbauer der ägyptischen Pyramiden mit Rohkost aus Rettichen und Zwiebeln stärkten.
Wie viele Knoblauchzehen, Zwiebeln und Rettiche Sie innerhalb der Behandlung Ihrer Pilzerkrankung täglich in den Salat geben oder in Ihrem Gemüse mitkochen sollten, wollen wir Ihnen nicht vorschreiben. In den folgenden Rezepten haben wir diese Anti-Pilz-Gemüse reichlich verwendet. Aber natürlich so, daß das Essen eben auch zum Vergnügen wird. Probieren Sie ruhig Ihre eigenen persönlichen Kom-

positionen. Wenn Sie den starken Duft von Knoblauch, Zwiebel und Rettich partout nicht ausstehen können, halten Sie sich eben an andere Gemüsesorten. Auch dann tun Sie eine Menge für Ihr Wohlbefinden. Paprikaschoten beispielsweise sind enorm reich an Vitamin C, das unserem Immunsystem bei der Arbeit hilft. Spezielle Bitterstoffe, die im Endiviensalat, Chicorée und sogar im Kopfsalat enthalten sind, wirken leicht beruhigend auf das Nervensystem. Bitterstoffe aus Löwenzahn und Artischocke helfen der Leber bei ihrer Entgiftungsarbeit – ein Effekt, der bei Pilzinfektionen sehr willkommen ist. Über die neuerdings bekanntgewordenen immunwirksamen Inhaltsstoffe der Kohlgemüse staunen Forscher in aller Welt.

Roh oder gekocht?

Es macht für den Körper durchaus einen Unterschied, ob Gemüse als Rohkost oder – fein zerkleinert – gekocht auf den Tisch kommt. An grobgeraspelte Rohkost kommen die Pilze viel schlechter heran als an gekochten Gemüsebrei, denn die Zellstruktur roher Gemüse wirkt wie eine Barriere – und die Pilze haben das Nachsehen. Daher: So oft wie möglich rohes Gemüse essen, mindestens jedoch einmal am Tag.

Salate nach Saison

Pilzpatienten können sich im Sommer üppige Portionen Blattsalat schmecken lassen. In der kalten Jahreszeit sind Rohkostsalate aus Wintergemüsen günstiger. Besonders gut schmecken geraspelte oder feingeschnittene rohe Möhren, Sellerie, Fenchel, Porree, Weiß- oder Rotkohl. In diesen deftigen und preisgünstigen Gemüsesorten stecken reichlich Ballaststoffe, die den Pilzen im Darm das Leben schwermachen. Außerdem enthalten sie – im Vergleich zu Blattsalaten, die aus dem Treibhaus kommen – mehr anregende ätherische Öle und ein Vielfaches an Vitaminen.

Salat- und Gemüserezepte

LÖWENZAHNSALAT

Zutaten für 2 Portionen:

150 g Löwenzahn (gekauft oder selbst gesammelt) • 1 gekochte Kartoffel

Salz, Pfeffer aus der Mühle • 2 EL Zitronensaft • 1 Eigelb

1–2 TL zuckerfreier Senf • 3–4 EL Öl • flüssiger Süßstoff

1

Den Löwenzahn putzen und in mundgerechte Stücke zupfen. Die Blätter waschen und trocknen. Die Kartoffel fein würfeln.

2

Salz und Pfeffer mit Zitronensaft verrühren. Eigelb und Senf zufü-

gen. Das Öl mit einem Schneebesen tropfenweise unterschlagen. Mit Süßstoff abschmecken.

3

Löwenzahn und Kartoffelwürfel mit der Sauce übergießen. Gut durchmischen und auf zwei Tellern anrichten.

BRUNNENKRESSESALAT

Zutaten für 2 Portionen:

150 g Mozzarella-Käse • 100 g Brunnenkresse • 200 g Staudensellerie

2 EL Weißweinessig • Salz, Pfeffer aus der Mühle

1/2 TL zuckerfreier Senf • flüssiger Süßstoff • 1 EL Kürbiskernöl

3–4 EL Keimöl

1

Mozzarella abtropfen lassen und in dünne Scheiben schneiden. Brunnenkresse putzen, waschen und ebenfalls abtropfen lassen. Staudensellerie putzen und in hauchdünne Scheiben schneiden.

2

Essig mit Salz und Pfeffer in einer Schüssel verrühren. Senf und einen Spritzer Süßstoff zufügen.

Die Öle tropfenweise unterschlagen. Die Salatzutaten mit der Salatsauce mischen und sofort servieren.

Tip: Zum Mischen des Salates immer eine große Schüssel verwenden, damit alle Salatblätter gleichmäßig mit Dressing überzogen werden.

Salat- und Gemüserezepte

Kresse

Die kleinen Blättchen der Gartenkresse und die größeren runden Blätter der Brunnenkresse (Nasturnium) sind durch ihre Senföle wirkungsvolle Hilfsmittel gegen Pilzinfektionen im Darm. Außerdem stärken Kräuter ganz allgemein die Abwehrkräfte. Experten empfehlen deshalb 50 Gramm Kresse pro Tag.

ROTE-BETE-SALAT MIT MEERRETTICH

Zutaten für 4 Portionen:
600 g rote Bete • 2–3 EL Rotweinessig • Salz, Pfeffer aus der Mühle
flüssiger Süßstoff • 4 EL Keimöl • 1 Stück Meerrettichwurzel
100 g Schlagsahne

1
Die Rote-Bete-Knollen schälen und waschen. In der Küchenmaschine oder auf dem Gemüsehobel raspeln und in eine Schüssel geben.

2
Essig mit Salz, Pfeffer und etwas Süßstoff würzen. Öl unterschlagen und über das geraspelte Gemüse geben.

3
Die Meerrettichwurzel dick schälen und fein reiben. Sahne steif schlagen und mit Meerrettich, Salz und Süßstoff pikant abschmecken.
Die Rote-Bete-Rohkost mit je einem dicken Klecks Meerrettich-Sahne auf Tellern anrichten.

Schwefelhaltige Substanzen aus dem Meerrettich verscheuchen Darmpilze. Die ätherischen Öle der scharfen Wurzel lassen außerdem die Verdauungssäfte reichlicher fließen und fördern so die Durchblutung der Schleimhäute. Auch das hilft gegen Infektionen.

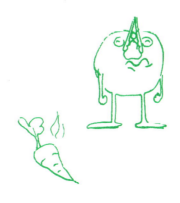

Salat- und Gemüserezepte

KOHLRABI-MÖHREN-ROHKOST

Zutaten für 3 Portionen:

1–2 Kohlrabi (je nach Größe) • 300 g Möhren • 100 g Schlagsahne

1/2 Zitrone • flüssiger Süßstoff • Salz, Pfeffer aus der Mühle

2 EL Haselnußblättchen

1

Kohlrabi und Möhren schälen, putzen und grob raspeln.

2

Schlagsahne mit Zitronensaft, Süßstoff, Salz und Pfeffer in eine Schüssel geben und mit einem Schneebesen aufschlagen.

3

Die Salatzutaten auf einer Platte anrichten und mit der Sauce übergießen. Mit Haselnußblättchen bestreuen.

SELLERIE-ROHKOST

Zutaten für 3 Portionen:

500 g Knollensellerie • 150 g Naturjoghurt mit lebenden Kulturen

3 EL Schlagsahne • 1/2 Zitrone • flüssiger Süßstoff

Salz, Pfeffer aus der Mühle • 1 EL Haselnuß- oder Sonnenblumenkernöl

2 EL Kürbiskerne

Sellerieknollen besonders sorgfältig putzen und großzügig schälen. In angefaulten Teilen könnten Pilzgifte stecken.

1

Sellerieknolle gründlich schälen und grob raspeln.

2

Joghurt mit Schlagsahne, Zitronensaft, Süßstoff, Salz und Pfeffer in eine Schüssel geben und mit einem Schneebesen aufschlagen. Öl untermischen.

3

Den Sellerie auf einer Platte anrichten und mit der Sauce übergießen. Mit Kürbiskernen bestreuen.

Salat- und Gemüserezepte

WURSTSALAT MIT RETTICH

Zutaten für 4 Portionen:

200 g Fleischwurst • 1 großer roter oder weißer Rettich

1 Bund Frühlingszwiebeln • 150 g Naturjoghurt mit lebenden Kulturen

1 EL zuckerfreie Mayonnaise • 2 EL Sonnenblumenöl

Salz, Pfeffer aus der Mühle

1

Fleischwurst aus der Pelle lösen, längs halbieren und in Scheiben schneiden. Den Rettich putzen, waschen und in dünne Scheiben schneiden. Frühlingszwiebeln putzen, waschen und in schmale Ringe schneiden.

2

Für die Sauce Joghurt, Mayonnaise und Öl in eine Schüssel geben und verrühren. Mit Salz und Pfeffer würzen.

3

Die vorbereiteten Salatzutaten untermischen und etwas durchziehen lassen.

Zwiebeln sind gut gegen Pilze. Deshalb sollten Sie das aromatische Gemüse oft roh im Salat essen. Aber beim Vorbereiten die Zwiebeln nicht lange zerkleinert herumstehen lassen, sonst zersetzen sich die Wirkstoffe.

GEMISCHTER WINTERSALAT

Zutaten für 4 Portionen:

1 Endiviensalat • 1 Bund Brunnenkresse • 150 g weiße Bohnen aus

der Dose • 1 Stück frische Ingwerwurzel • 1 Bund Petersilie • 1 Bund

Schnittlauch • 1 Bund Kerbel • 1 EL zuckerfreie Mayonnaise

200 g Naturjoghurt mit lebenden Kulturen • 2–3 EL Öl

2 EL Zitronensaft • flüssiger Süßstoff • Salz, Pfeffer aus der Mühle

1

Salat und Kresse putzen. Blätter waschen und trocknen. Bohnen abgießen. Ingwerwurzel schälen.

Kräutern und Öl verrühren. Mit zerdrückter Ingwerwurzel, Zitronensaft, Süßstoff, Salz und Pfeffer würzen.

2

Petersilie, Schnittlauch und Kerbel waschen, trocknen und hakken. Mayonnaise mit Joghurt,

3

Salat, Kresse und Bohnen in einer Schüssel mischen und die Joghurtsauce darübergeben.

Salat- und Gemüserezepte

BOHNENSALAT MIT KÖRNIGEM FRISCHKÄSE

Zutaten für 4 Portionen:
750 g breite grüne Bohnen • Salz • 1 unbehandelte Zitrone
1/2 TL zuckerfreier Senf • Pfeffer aus der Mühle • 5 EL Olivenöl
2 Frühlingszwiebeln • 1 Bund glatte Petersilie • 200 g körniger Frischkäse
grober Pfeffer aus der Mühle

Anstelle von körnigem Frischkäse kann man den Bohnensalat mit gewürfeltem Mozzarella anrichten.

1
Die Bohnen putzen, waschen und in Stücke schneiden. In 1 l kochendes Salzwasser geben und 10 Minuten kochen. Sofort in Eiswasser abschrecken, abtropfen lassen und in eine Schüssel geben.

2
Von der Zitrone 2 Scheiben abschneiden, vom Rest den Saft auspressen und mit Senf, Salz, Pfeffer und Olivenöl verrühren. Die Frühlingszwiebeln in dünne Ringe schneiden. Petersilie grob hacken.

3
Sauce, Petersilie und Zwiebeln mit den Bohnen vermischen. Mit Zitronenscheiben anrichten. Auf jede Portion einen großen Löffel Frischkäse häufen und mit grobem Pfeffer bestreuen.

Tip: Salat, der nicht sofort verwendet wird, gehört ins Gemüsefach des Kühlschranks. Am besten in eine innen mit Wasser benetzte Plastiktüte stecken oder den Salat in ein feuchtes Küchentuch einschlagen. So bleibt er je nach Sorte zwei bis vier Tage frisch und ganz knackig.

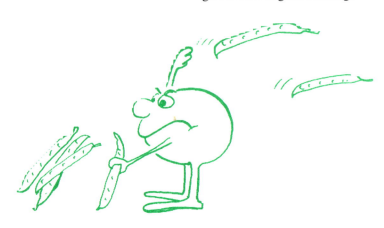

Salat- und Gemüserezepte

GRÜNE SALATMISCHUNG MIT AVOCADO

Zutaten für 4 Portionen:

1 Eichblattsalat • 1 kleine Gurke • 2 weiche Avocados • 2–3 EL Essig

Salz, Pfeffer aus der Mühle • 1 EL Keimöl • 1/2 Kästchen Kresse

1

Eichblattsalat putzen, waschen, abtropfen lassen und in mundgerechte Stücke zupfen. Gurke schälen, längs halbieren und in Scheiben schneiden.

2

Die Avocados schälen, halbieren und entsteinen. Eine Frucht würfeln, die andere für die Sauce fein pürieren.

3

Das Avocadopüree mit Essig, Salz, Pfeffer und Keimöl verrühren. Eichblattsalat, Gurke und Avocadowürfel auf Tellern fächerförmig anrichten. Die Avocadosauce daraufgeben und die Kresse darüber verteilen.

Den Salat können Sie gut als Vorspeise servieren.

TSATSIKI – GURKENSALAT MIT JOGHURT

Zutaten für 4 Portionen:

500 g Naturjoghurt mit lebenden Kulturen • 2–3 Knoblauchzehen

Salz, Pfeffer aus der Mühle • 1 Salatgurke

Joghurt mit den zerdrückten Knoblauchzehen, Salz und Pfeffer verrühren. Gurke schälen und grob raspeln oder in kleine Würfel schneiden. Den Joghurt mit der Gurke mischen und kurz durchziehen lassen.

Tip: Eine Mischung aus Joghurt und Crème fraîche oder Sahnequark macht den typisch griechischen Salat gehaltvoller. Dann schmeckt er besonders gut zu Pellkartoffeln oder als Beilage zu Getreidegerichten.

Salat- und Gemüserezepte

BOHNENGEMÜSE

Zutaten für 4 Portionen:

600 g Schnittbohnen • 500 g Fleischtomaten • 1 Zwiebel

2–3 Knoblauchzehen • 2–3 EL Öl • 1 TL getrockneter Thymian

Salz, Pfeffer aus der Mühle • 3 EL Brühe

Tomaten: Kaufen Sie nach Möglichkeit Freilandfrüchte. Sie enthalten eine zusätzliche Portion Vitamin C, die vor allem in der gallertartigen Flüssigkeit rund um die Kerne steckt.

1
Bohnen putzen und schräg in 2 cm breite Stücke schneiden. Tomaten kleinschneiden. Zwiebel und Knoblauch schälen und fein würfeln.

2
Öl in einem Topf erhitzen. Zwiebel- und Knoblauchwürfel darin glasig dünsten. Bohnen, Tomatenwürfel und Thymian zufügen, mit Salz und Pfeffer würzen. Die Brühe dazugeben.

3
Das Gemüse im geschlossenen Topf 10–15 Minuten bei milder Hitze schmoren.

ERBSEN MIT MINZE

Zutaten für 4 Portionen:

400 g tiefgekühlte Erbsen • 1 Zwiebel • 1 EL Öl • 2 EL Brühe

50 g Crème fraîche • etwas abgeriebene Zitronenschale

Salz, Pfeffer aus der Mühle • 1/2 Bund Minze

1
Erbsen auftauen lassen. Zwiebel schälen, würfeln und in heißem Öl glasig dünsten.

2
Erbsen, Brühe und Crème fraîche zufügen und 5 Minuten bei kleiner Hitze garen.

3
Mit Zitronenschale, Salz und Pfeffer würzen. Mit feingehackter Minze bestreut servieren.

124

Salat- und Gemüserezepte

Allergisch gegen Erbsen?
Empfindliche Menschen können auf die natürlicherweise in Erbsen enthaltene Salicylsäure mit Hautausschlägen reagieren. Für Menschen mit einer Veranlagung zu Gicht ist der recht hohe Puringehalt von 85 Milligramm pro 100 Gramm zu beachten.

ROTKOHL

Zutaten für 4 Portionen:
1 kg Rotkohl • 3 Zwiebeln • 50 g Gänseschmalz oder 3 EL Öl
2 unbehandelte Zitronen • 2 Lorbeerblätter • 2 Nelken • 3 Pimentkörner
Salz • 1/8 l Brühe • flüssiger Süßstoff

1
Rotkohl hobeln oder fein schneiden. Zwiebeln würfeln, in heißem Schmalz oder Öl in einem Topf hell andünsten.

2
Den Rotkohl und Saft einer Zitrone zufügen. Die Schale der Zitrone hauchdünn abschälen und ebenfalls dazugeben.

3
Das Gemüse mit Lorbeer, Nelken, Piment und Salz würzen, die Brühe darübergießen.

4
Den Kohl zugedeckt bei milder Hitze 1 Stunde dünsten. Mit Salz, dem restlichen Zitronensaft und Süßstoff nachwürzen.

Rotkohl können Sie gut bereits am Vortag zubereiten, denn er läßt sich ohne große Nährstoffverluste gut aufwärmen.

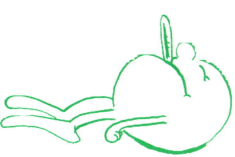

Salat- und Gemüserezepte

Keimlinge

Sprossen gelten als gesund und vitaminreich, doch der Nährstoffgehalt liegt nicht viel höher als bei den meisten Gemüsesorten. Es stimmt zwar, daß sich beim Keimen der Vitamin-C-Gehalt der Samenkörner verdoppelt bis verfünffacht, aber die Samenkörner enthalten so wenig von dem Vitamin, daß selbst der Anstieg nicht reicht, um Keimlinge so Vitamin-C-reich zu machen wie etwa Kohl oder Paprikaschoten. Das B-Vitamin Thiamin und der schützende Farbstoff Beta-Karotin nehmen beim Sprießen sogar ab.

Guter Boden für Pilze

Leider tummeln sich auf allen Sprossensorten erhebliche Mengen von Pilzen. Wen wundert's, denn Wärme und Feuchtigkeit, die der Keim zum Gedeihen braucht, lassen auch die Pilze sprießen. Die Parasiten wachsen oft noch besser als die Keimlinge selbst und werden dann mit dem Salat höchst lebendig konsumiert. Menschen mit bereits geschädigtem Immunsystem können sich auf diese Weise schnell wieder mit pathogenen Pilzen infizieren. Im schlechtesten Fall können sich im häuslichen Keimgerät ansehnliche Mengen Pilzgift bilden. Fazit: Keimlinge gehören nicht in eine Anti-Pilz-Diät.

Ausnahme: Kresse

Sie enthält Senföle, mit denen sie beim Auskeimen die Pilze in Schach hält. Trotzdem sollten Sie die kleinen Kressebeete nach dem Kauf in den Kühlschrank stellen.

Salat- und Gemüserezepte

GESCHMORTE FRÜHLINGSZWIEBELN

Zutaten für 4 Portionen:

1 kg Frühlingszwiebeln • 2 EL Öl • 1 Knoblauchzehe

Salz, Pfeffer aus der Mühle

1

Zwiebeln putzen und schräg in etwa 3 cm breite Stücke schneiden. In einer großen Pfanne das Öl erhitzen.

2

Erst den zerdrückten Knoblauch, dann die Zwiebeln zufügen und bei mittlerer Hitze andünsten. Das Gemüse häufig wenden.

3

Die Zwiebeln mit Salz und Pfeffer würzen und 5 Minuten bei milder Hitze im geschlossenen Topf schmoren.

Tip: Nach diesem Rezept können Sie auch gewöhnliche Zwiebeln schmoren. Die Garzeit verlängert sich um etwa 15 Minuten.

KOHLRABI MIT JOGHURT

Zutaten für 4 Portionen:

4–5 Kohlrabi • 2 EL Keimöl • 150 ml Brühe • flüssiger Süßstoff

Salz, Pfeffer aus der Mühle • 150 g Naturjoghurt mit lebenden Kulturen

1 Handvoll Kerbel oder Petersilie

1

Kohlrabi schälen, holzige Teile entfernen. Das Gemüse kleinschneiden. Öl in einem Topf erhitzen und die Kohlrabi darin andünsten. Die Brühe zufügen.

2

Mit Salz, Pfeffer und wenig Süßstoff würzen. Im geschlossenen Topf 10 Minuten garen.
Joghurt zum Gemüse geben, kurz erhitzen. Nicht kochen. Mit gehacktem Kerbel oder Petersilie servieren.

Salat- und Gemüserezepte

GESCHMORTES SAUERKRAUT

Zutaten für 6 Portionen:

*400 g Zwiebeln • 2 EL Gänse- oder Butterschmalz • 1 kg frisches Sauer-
kraut • 150 ml Fleischbrühe • 2 Lorbeerblätter • 3 Wacholderbeeren*
3 Pfefferkörner • 1 Kartoffel • Salz • flüssiger Süßstoff

*Sauerkraut schmeckt
aufgewärmt besonders
gut und verliert, wenn
es gut gekühlt aufge-
hoben wurde, kaum
an Vitaminen. Kaufen
Sie frisches, nicht er-
hitztes Sauerkraut aus
dem Reformhaus oder
grünen Laden. Das ist
meist mild, aber gut
durchgegoren.*

1

Zwiebeln schälen und in Scheiben schneiden. Schmalz in einem
Topf erhitzen und die Zwiebeln
darin bei kleiner Hitze weich und
glasig dünsten.

2

Das Sauerkraut zufügen und unter Wenden kurz weiterdünsten.
Brühe zugießen. Lorbeer, zerdrückte Wacholderbeeren und
Pfefferkörner zum Kraut geben.

3

Das Kraut im geschlossenen
Topf nach Geschmack 20–40 Minuten bei mittlerer Hitze schmoren.

4

Die Kartoffel schälen, roh in das
Kraut reiben, durchrühren und
einmal aufkochen, damit die
Flüssigkeit gebunden wird. Das
Sauerkraut mit Salz und etwas
Süßstoff abschmecken.

Sauerkraut

Fachleute bewiesen erst kürzlich, daß regelmäßiger Sauer-
krautgenuß die Bildung von krebserregenden Stoffen im
Darm bremst. Die Milchsäure des Sauerkrauts scheint an diesem positiven Effekt beteiligt zu sein. Sie läßt im Darm eine
gesunde Bakterienflora sprießen und schafft damit auch eine
vorzügliche Basis für die Abwehr von Pilzen.

Die im Sauerkraut ebenfalls reichlich enthaltenen Ballaststoffe sorgen überdies für einen reibungslosen Abtransport unbe-
kömmlicher Stoffwechselprodukte der unerwünschten Darm-
bewohner.

GURKENGEMÜSE

Zutaten für 4 Portionen:
1 kg Schmorgurken (ersatzweise Salatgurken) • 3 Zwiebeln
1 Knoblauchzehe • 2 EL Butter • 3 EL Brühe • Salz,
Pfeffer aus der Mühle • 1/2 Zitrone • 100 g Crème fraîche • 1 Bund Dill

1
Gurken von der Blüte zum Stielansatz mit einem Sparschäler schälen. Der Länge nach halbieren, mit einem Löffel entkernen und in gleichmäßige Streifen schneiden.

2
Zwiebeln und Knoblauch schälen, würfeln, in heißer Butter glasig dünsten. Die Gurken zufügen und kurz mitdünsten.

3
Die Brühe dazugießen und alles 2–3 Minuten garen. Mit Salz, Pfeffer und Zitronensaft abschmecken.

4
Im geschlossenen Topf weitere 10 Minuten schmoren. Crème fraîche und feingeschnittenen Dill unterrühren.

Tip: Das Küchenkraut Borretsch mit seiner fruchtig-zwiebelähnlichen Note paßt besonders gut zu Gurkengemüse. Die hübschen lavendelblauen Blüten können Sie als Dekoration verwenden und mitessen.

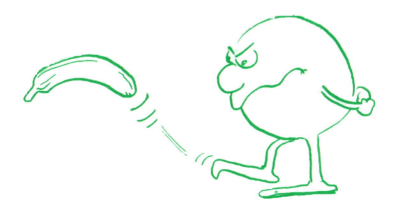

Salat- und Gemüserezepte

GESCHMORTE SCHALOTTEN

Zutaten für 4 Portionen:

600 g Schalotten • 2 EL Öl • 600 ml Rinder- oder Kalbsfond

(evtl. aus dem Glas) • 1 unbehandelte Zitrone

Salz, Pfeffer aus der Mühle • 2 EL Butter

1

Schalotten schälen. Das geht am einfachsten so: Die Zwiebelchen in kochendem Wasser einmal aufwallen lassen, abgießen, kalt abschrecken und den Wurzelansatz abschneiden. Die Schalotten von der Spitze her aus der Schale drücken.

2

Öl in einem weiten Topf erhitzen. Die Schalotten hineingeben und unter Wenden leicht bräunen.

3

Fond zufügen. Mit etwas Zitronensaft und -schale, Salz und Pfeffer würzen. Im geschlossenen Topf bei kleiner Hitze 20 Minuten schmoren. Deckel abnehmen und bei großer Hitze kochen, bis der Fond zur Hälfte eingekocht ist. Butter zufügen, das Gemüse durchschwenken und sofort servieren.

MÖHRENGEMÜSE

Neben Kresse und der traditionellen Petersilie passen auch eine Reihe anderer Kräuter gut zu Möhren. Besonders raffiniert schmecken Zitronenmelisse, Liebstöckel und Bohnenkraut.

Zutaten für 4 Portionen:

750 g Möhren • 2 Zwiebeln • 20 g Butter • abgeriebene Zitronenschale

Salz, Pfeffer aus der Mühle • 100 ml Brühe • 1 Kästchen Kresse

1

Möhren schälen, waschen und in dünne Scheiben schneiden. Zwiebeln schälen und würfeln.

2

Butter in einem Topf erhitzen, Zwiebelwürfel darin andünsten. Möhren und Zitronenschale da-

zugeben. Zugedeckt 5 Minuten dünsten.

3

Sparsam salzen und pfeffern. Brühe zugießen. Das Gemüse zugedeckt weitere 15 Minuten bei mittlerer Hitze dünsten. Mit Kresse bestreut servieren.

Salat- und Gemüserezepte

ROTE-BETE-GEMÜSE

Zutaten für 4 Portionen:

2 Zwiebeln • 1 Knoblauchzehe • 3 EL Keimöl • 1 kg rote Bete

Salz, Pfeffer aus der Mühle • flüssiger Süßstoff • 250 ml Brühe

2 EL Weinessig • 1 Lorbeerblatt • 1 Stück frische Meerrettichwurzel

1

Zwiebeln und Knoblauch schälen und fein würfeln. Öl in einem Topf erhitzen. Zwiebeln und Knoblauch darin andünsten.

2

Die Rote-Bete-Knollen schälen und waschen. In der Küchenmaschine oder auf dem Gemüsehobel raspeln und zu den Zwiebeln in den Topf geben. Mit Salz, Pfeffer und etwas Süßstoff würzen.

3

Brühe, Essig und Lorbeerblatt dazugeben, Topf zudecken, das Gemüse 1 Stunde bei milder Hitze schmoren. Mit Salz, Pfeffer und frischgeriebenem Meerrettich abschmecken.

Tip: Ersetzen Sie die Hälfte der roten Bete durch Steckrüben. Das sieht toll aus und schmeckt gut.

WIRSINGGEMÜSE

Zutaten für 4 Portionen:

1 kleiner Wirsingkohl • 200 g Doppelrahm-Frischkäse

100 ml Brühe • Salz, Pfeffer aus der Mühle

1

Wirsing putzen, waschen und in grobe Streifen oder Rauten schneiden. In kochendes Salzwasser geben, einmal aufkochen, auf ein Sieb geben und in eiskaltes Wasser tauchen. Abtropfen lassen und leicht ausdrücken.

2

Den Wirsing mit Frischkäse und Brühe in einem Topf durchmischen und 5 Minuten schmoren. Mit Salz und Pfeffer würzen.

Wirsing paßt gut zu Eierkuchen oder zu gebratenem Fisch.

Salat- und Gemüserezepte

ZUCCHINI MIT NUSS-QUARK-FÜLLUNG

Zutaten für 4 Portionen:
4 Zucchini • 3 Zwiebeln • 4 EL Keimöl • 1 TL Haferkleieflocken
1 EL geriebene Nüsse oder Mandeln • je 3 EL Milch und Schlagsahne
Salz, Pfeffer aus der Mühle • 2 Eiweiß • 100 g Magerquark
Fett für die Form • 1 EL geriebener Käse

Zu diesem Zucchinigericht paßt gut frische Tomatensauce.

1
Zucchini waschen, längs halbieren, mit einem Löffel aushöhlen. Zucchinihälften für 5 Minuten in kochendes Salzwasser geben.

2
Zwiebeln schälen und würfeln. 2 EL Öl in einem Topf erhitzen. Zwiebeln und das ausgelöste Zucchinifleisch zugeben, bei schwacher Hitze 5 Minuten dünsten. Haferkleieflocken und geriebene Nüsse darüberstäuben. Milch und Sahne unterrühren, mit Salz und Pfeffer würzen, weitere 5 Minuten garen.

3
Den Topf von der Kochstelle ziehen, kurz abkühlen lassen. Eiweiß steif schlagen. Quark und Eischnee unter die Gemüsemischung heben.

4
Die Zucchinihälften mit der Mischung füllen und nebeneinander in eine gefettete Auflaufform legen. Den Käse daraufstreuen, mit dem restlichen Öl beträufeln. In den auf 175–200 Grad (Gasherd: Stufe 2–3/Umluft: 170–180 Grad) vorgeheizten Backofen schieben und in 20 Minuten goldgelb überbacken.

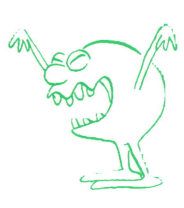

GEFÜLLTE ZWIEBELN

Zutaten für 4 Portionen:

4 große Zwiebeln • 200 g Rinderhack • 1 EL Magerquark • 1 Ei

1 TL zuckerfreier Senf • je 1 EL Haferflocken, Weizenkleie und Haferkleie

1 EL Crème fraîche • 1 TL Paprikapulver • Salz, Pfeffer aus der Mühle

50 g Öl • 300 ml Hühnerbrühe

1

Zwiebeln schälen und aushöhlen. Das Innere beiseite legen.

2

Hackfleisch mit Magerquark, Ei, Senf, Haferflocken, Weizen- und Haferkleie sowie Crème fraîche in eine Schüssel geben.

3

Paprika, Salz und Pfeffer zufügen, alles gut durchkneten. Vier kleine Teigkugeln formen, die Zwiebeln damit füllen.

4

Öl in einer Auflaufform erhitzen, Zwiebeln hineinsetzen, mit der Brühe übergießen. Die ausgelösten Zwiebelstücke zufügen.

5

Die Form in den auf 175–200 Grad (Gasherd: Stufe 3/Umluft: 180 Grad) vorgeheizten Backofen schieben und 40–60 Minuten garen, dabei ab und zu mit Flüssigkeit übergießen.

Speisepilze

Wer gegen die Pilze im eigenen Körper kämpft, hat vielleicht keinen Appetit mehr auf die großen Vettern der kleinen Schmarotzer – auch wenn sie nur entfernte Mitglieder der riesigen Familie der Pilze sind. Wenn Sie Champignons, Austernpilze & Co. aus Ihrem Speiseplan streichen, müssen Sie keine Nachteile befürchten. Weder Zucht- noch Wildpilze bieten uns unentbehrliche Nährstoffe, die andere Gemüsesorten nicht liefern. Im Gegenteil, denn Pilze bestehen fast nur aus Wasser, einer speziellen Art von Ballaststoffen und einer kleinen Portion Protein. Vitamine sind in Zuchtpilzen eher rar.

Salat- und Gemüserezepte

SCHWARZWURZELN

Zutaten für 4 Portionen:

800 g Schwarzwurzeln • Salz • 3 Zwiebeln • 3 EL Öl • 100 ml Brühe

150 g Crème fraîche • Muskat • Pfeffer aus der Mühle • Zitronenmelisse

1

Schwarzwurzeln gründlich waschen. In Salzwasser 20 Minuten kochen, mit kaltem Wasser übergießen und die Schalen ablösen.

2

Zwiebeln schälen, würfeln und in Öl andünsten. Brühe dazugießen und 3 Minuten weiterkochen.

Crème fraîche einrühren. Mit Muskat, Salz und Pfeffer würzen.

3

Alles mit dem Pürierstab fein zerkleinern und aufschäumen. Die Schwarzwurzeln in die Sauce geben, kurz erwärmen, aber nicht kochen. Mit gehackter Zitronenmelisse garnieren.

AUBERGINENMUS

Zutaten für 4 Portionen:

500 g Auberginen • 2 Zwiebeln • 3 Knoblauchzehen

6 EL Olivenöl • Salz, Pfeffer aus der Mühle

Auberginenmus paßt gut zu Roggenbrot und zu Pellkartoffeln.

1

Die Auberginen mit einer Gabel mehrfach einstechen. Im vorgeheizten Backofen bei 200 Grad (Gasherd: Stufe 3/Umluft: 180 Grad) backen, bis die Früchte weich sind. Das Fruchtfleisch herauslösen.

2

Fruchtfleisch in der Küchenmaschine pürieren und in eine Schüssel geben. Zwiebeln fein hacken, Knoblauchzehen zer-

drücken. Zusammen mit dem Öl zum Auberginenpüree geben und verrühren. Mit Salz und Pfeffer abschmecken.

3

Das Mus für 1–2 Stunden kalt stellen und als Dip zu Rettich-, Tomaten- oder Selleriestückchen servieren.

Salat- und Gemüserezepte

GEBRATENE AUBERGINEN

Zutaten für 6 Portionen:

300 g Auberginen • Salz • 6 EL Olivenöl • 2–3 Knoblauchzehen

1 EL frische Majoran- oder Thymianblättchen • Weißweinessig

1

Auberginen in dicke Scheiben schneiden, mit Salz bestreuen und einige Minuten »schwitzen« lassen. Die austretende Feuchtigkeit mit Küchenpapier abtupfen.

2

Olivenöl in einer Pfanne erhitzen. Die Scheiben portionsweise darin braun braten. Zum Abtropfen auf Küchenpapier legen.

3

Knoblauch schälen, in hauchdünne Scheiben schneiden und zusammen mit Majoran- oder Thymianblättchen bei mittlerer Hitze kurz anbraten.

4

Bei Tisch die heißen Auberginenscheiben mit Essig beträufeln und mit der Knoblauchmischung bestreuen.

EINGELEGTE ZUCCHINI

Zutaten für 4 Portionen:

500 g Zucchini • 2 TL Salz • 1/8 l Weißweinessig • 1/8 l Brühe

1/2 unbehandelte Zitrone • 2 Knoblauchzehen • 1 Bund Petersilie

6 EL Olivenöl

1

Zucchini in Scheiben schneiden. Mit Salz bestreuen, einige Minuten »schwitzen« lassen und abspülen.

2

Essig mit der Brühe aufkochen und die Zucchinischeiben 2–3 Minuten darin kochen. Abgießen und abtropfen lassen.

3

Für die Marinade die Zitrone auspressen und die Schale hauchdünn abreiben. Den Saft mit durchgepreßtem Knoblauch, Zitronenschale, gehackter Petersilie und Öl verrühren.

4

Marinade auf die noch warmen Zucchinischeiben geben, vermischen, 1 Stunde ziehen lassen.

Eingelegte Zucchini passen gut zu gekochten Eiern, gebratenem Fleisch oder zu Grünkern-Buletten. Sie halten sich im Kühlschrank bis zu vier Tagen frisch.

HÜLSENFRÜCHTE – KEIN PILZFUTTER

Preiswertes Gemüse mit vielen Vorzügen

Mit Erbsen, Bohnen und Linsen decken Sie Ihren Kohlenhydrat- und Ballaststoffbedarf aufs beste. Dabei haben die Pilze das Nachsehen, weil sie die verzweigten Stärkestränge der Hülsenfrüchte nur mit großen Schwierigkeiten aufknacken können. Die folgenden schmackhaften Rezepte bringen gesunde Abwechslung in die Anti-Pilz-Diät.

Zubereitungs-Tips

Lassen Sie die trockenen Samen in reichlich Wasser für einige Stunden quellen, und gießen Sie das Einweichwasser weg: So werden die in allen Hülsenfrüchten enthaltenen unbekömmlichen Stoffe entfernt. Kochen Sie die Hülsenfrüchte ohne Salz bei milder Hitze, dann quellen sie am besten aus und sind gut verträglich. Großzügiges Würzen mit Thymian, Bohnenkraut, Rosmarin, Fenchel, Kümmel oder Ingwer hilft zusätzlich beim Verdauen. Falls Sie wenig Zeit zum Kochen haben: Nehmen Sie ruhig eine Dose mit vorgegarten Hülsenfrüchten. Die Konservenindustrie gart das Gemüse meist genauso schonend und ohne Nährstoffverluste.

Ihre Inhaltsstoffe machen Hülsenfrüchte zu einem wertvollen, gut sättigenden Gemüse.

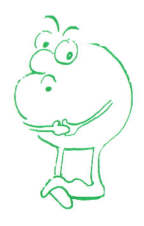

Rezepte für Hülsenfrüchte

KLASSISCHES ERBSENPÜREE

Zutaten für 4 Portionen:
300 g Trockenerbsen • 1 Gewürzzwiebel • 1 Lorbeerblatt • 3 Gewürznelken • 1/4 TL getrockneter Majoran • 1/2 TL getrockneter Thymian
40 g Butter • 2 Eigelb • Muskat • Salz, Pfeffer aus der Mühle

1

Erbsen über Nacht in kaltem Wasser einweichen. Die Zwiebel schälen und das Lorbeerblatt mit den Nelken darauf feststecken. Abgetropfte Erbsen, Gewürzzwiebel, Majoran und Thymian in einen großen Topf geben. Mit kaltem Wasser bedecken, nach dem Aufkochen 1 Stunde bei milder Hitze köcheln.

2

Die Erbsen abtropfen lassen und mit dem Pürierstab oder im Mixer fein pürieren. Kalte Butter stückchenweise einrühren und das Eigelb zufügen. Das Püree warm halten, aber nicht mehr kochen lassen. Mit Muskat, Salz und Pfeffer abschmecken.

Tip: Erbsenpüree ist eine feine und sehr sättigende Beilage zu klassischen Fleisch- oder Wildgerichten. Es paßt aber auch gut zu Vollkorn-Pfannkuchen und gebratenen Auberginen. Wer es gern deftig mag, richtet es mit gerösteten Zwiebelringen an und ißt Pellkartoffeln dazu.

Erbsenpüree ist eine schmackhafte Beilage, die zu vielen Gerichten paßt.

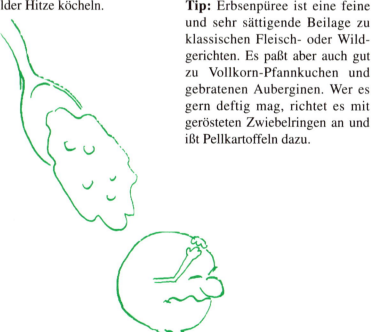

Rezepte für Hülsenfrüchte

DICKE BOHNEN MIT KRÄUTERN

Zutaten für 4 Portionen:

400 g dicke Bohnen (tiefgekühlt oder aus dem Glas) • 100 g Zwiebeln

2 EL Keimöl • 1 TL Provencekräuter • 100 ml Brühe

2 EL Crème fraîche • Salz, Pfeffer aus der Mühle • 4 Fleischtomaten

1

Tiefgekühlte Bohnen auftauen und nach Anweisung garen. Konservenbohnen abtropfen lassen. Zwiebeln schälen und würfeln. Öl in einer Pfanne erhitzen. Zwiebeln darin glasig dünsten.

2

Die Provencekräuter, Brühe und Crème fraîche zufügen, salzen und pfeffern, im geschlossenen Topf 5 Minuten leise köcheln lassen.

3

Tomaten waschen, würfeln und zu den Bohnen geben. Noch 5 Minuten zugedeckt durchziehen lassen.

LINSEN MIT SENFSAUCE

Zutaten für 6 Portionen:

1 große Dose Linsen • 2 Zwiebeln • 2 EL Keimöl • 2 EL Crème fraîche

1–2 TL zuckerfreier Senf • Salz, Pfeffer aus der Mühle • flüssiger Süßstoff

1 EL gehackter Dill

1

Linsen auf einem Sieb abtropfen lassen. Zwiebeln schälen und würfeln. In heißem Öl glasig dünsten.

2

Crème fraîche, Senf, Salz und Pfeffer hinzufügen. Mit einem Spritzer Süßstoff abrunden.

3

Linsen in der Senfsauce erwärmen. Mit Dill bestreut servieren.

BOHNENEINTOPF MIT HAFERSCHROT

Zutaten für 4 Portionen:
150 g weiße Bohnen • 600 ml Fleisch- oder Gemüsebrühe
3 Knoblauchzehen • Salz, Pfeffer aus der Mühle • 25 g Haferschrot
300 g rote und gelbe Paprikaschoten • 2 Stangen Porree • 3 EL Keimöl
1 EL mildes Paprikapulver

1

Bohnen mit Wasser bedeckt über Nacht einweichen. Abgießen, mit Brühe bedecken und zum Kochen bringen. Ungeschälte Knoblauchzehen zufügen. Die Bohnen im geschlossenen Topf bei schwacher Hitze etwa 1 Stunde garen.

2

Die Knoblauchzehen herausnehmen, das weiche Innere herausdrücken und wieder zu den Bohnen geben. Die Suppe mit Salz und Pfeffer kräftig würzen.

3

Haferschrot zu den Bohnen geben, aufkochen und die Suppe zugedeckt etwa 20 Minuten garen. Paprikaschoten und Porree waschen, putzen und kleinschneiden. Das Gemüse in heißem Öl kräftig anbraten. Vom Herd nehmen, Paprikapulver darüberstäuben, gut umrühren und zur Suppe geben. Die Suppe mit Salz und Pfeffer abschmecken.

Tip: Falls der Eintopf etwas zu dick gerät, noch etwas Wasser oder Brühe zugießen.

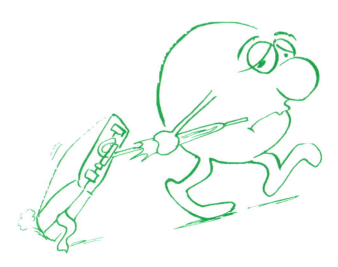

Rezepte für Hülsenfrüchte

ERBSENSUPPE MIT SESAM

Zutaten für 4 Portionen:

200 g grüne Trockenerbsen • etwa 1/2 l Fleisch- oder Gemüsebrühe

150 g Zwiebeln • 500 g Kartoffeln • 1 Bund Suppengrün

Salz, Pfeffer aus der Mühle • 2 Knoblauchzehen • 2 EL Keimöl

50 g Sesamsaat • 1 Bund Petersilie

1

Die Erbsen über Nacht in kaltem Wasser einweichen. Abgießen und mit Brühe bedeckt aufsetzen. Zwiebeln und Kartoffeln schälen und würfeln. Suppengrün putzen und kleinschneiden.

2

Erbsen zugedeckt bei schwacher Hitze 40 Minuten garen. 1 EL Zwiebeln, die Kartoffeln und das Suppengrün zufügen und weitere 20 Minuten kochen. Mit Salz und Pfeffer abschmecken.

3

Die restlichen Zwiebeln und den Knoblauch fein hacken. Mit dem Sesam bei schwacher bis mittlerer Hitze im erhitzten Öl etwa 5 Minuten braten und dabei häufig umrühren.

4

Die Suppe in tiefe Teller füllen und mit der Sesammischung und der feingehackten Petersilie bestreut servieren.

Falls Sie wenig Zeit haben, nehmen Sie ruhig Hülsenfrüchte aus der Dose.

WEISSE BOHNEN MIT TOMATEN UND ZWIEBELN

Zutaten für 6 Portionen:

1 große Dose weiße Bohnen • 2 Zwiebeln • 1–2 Knoblauchzehen

250 g Tomaten • 3 EL Olivenöl • Salz, Pfeffer aus der Mühle

1

Die Bohnen auf einem Sieb abtropfen lassen. Zwiebeln und Knoblauch schälen und würfeln. Tomaten entkernen und würfeln.

2

Öl in einem Topf erhitzen. Zwiebel- und Knoblauchwürfel darin glasig dünsten. Tomaten und abgetropfte Bohnen dazugeben. 5 Minuten durchschmoren. Mit Salz und Pfeffer abschmecken.

Rezepte für Hülsenfrüchte

LINSENSUPPE

Zutaten für 4 Portionen:
300 g Linsen • Salz • 3 Zwiebeln • 2 Knoblauchzehen
1 Stück Ingwerwurzel (etwa 50 g) • 1 Bund glatte Petersilie
150 g Sellerieknolle • 200 g Möhren • 3 EL Olivenöl • 3/4 l Fleisch-
oder Geflügelbrühe • 1–2 EL Weißweinessig oder Zitronensaft
Pfeffer aus der Mühle • 100 g Schafkäse

1
Die Linsen für einige Stunden in kaltem Wasser einweichen. Abtropfen lassen und in reichlich Salzwasser etwa 15 Minuten garen. Auf ein Sieb geben.

2
Zwiebeln, Knoblauch und Ingwer schälen und fein würfeln oder im Blitzhacker zerkleinern. Petersilie grob hacken. Sellerie und Möhren schälen und in feine Stifte schneiden.

3
Das Öl in einem Topf erhitzen und das vorbereitete Gemüse darin 5 Minuten bei kleiner Hitze dünsten.

4
Linsen und Brühe dazugeben. Die Suppe etwa 20 Minuten bei kleiner Hitze garen, bis die Linsen gar, aber noch nicht aufgeplatzt sind. Mit Essig oder Zitronensaft, Salz und reichlich Pfeffer abschmecken. Den Schafkäse würfeln und beim Auffüllen auf die Suppe geben.

Die Suppe schmeckt sehr gut mit in Streifen geschnittenen Eierkuchen vom Vortag.

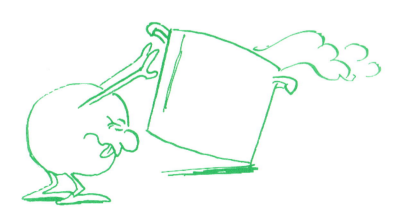

141

LINSENGEMÜSE MIT HÜTTENKÄSE

Zutaten für 2 Portionen:
1 große Dose Linsen • 1 Zwiebel • 2 Knoblauchzehen • 1 Paprikaschote
50 g Butter • 1–2 TL Curry • 100 g Hüttenkäse • evtl. Salz und Pfeffer
aus der Mühle

Das Linsengemüse paßt gut zu gekochtem Getreide.

1

Linsen auf einem Sieb abgießen. Zwiebel und Knoblauchzehen schälen und fein würfeln.

2

Paprikaschote entkernen und in schmale Streifen schneiden. In einem Topf in heißer Butter 3 Minuten andünsten.

3

Mit Curry überstäuben, die abgetropften Linsen dazugeben, alles gut umrühren. Den Hüttenkäse unterheben, eventuell salzen und pfeffern.

WEISSE BOHNEN MIT SARDELLEN

Zutaten für 6 Portionen:
500 g getrocknete weiße Bohnen • 2 TL getrockneter Thymian
1 Lorbeerblatt • 250 g Zwiebeln • 2 Knoblauchzehen • 100 ml Olivenöl
4 Sardellenfilets • 700 g Tomaten • Salz, Pfeffer aus der Mühle
1 EL Kapern

Das Gemüse schmeckt gut zu gekochten Kartoffeln oder Getreide.

1

Bohnen über Nacht in kaltem Wasser einweichen. Abgießen und mit kaltem Wasser bedeckt zum Kochen bringen. Thymian und Lorbeerblatt zufügen und etwa 1 Stunde kochen.

2

Inzwischen Zwiebeln und Knoblauch schälen, würfeln und in heißem Öl andünsten. Kleingeschnittene Sardellenfilets und gewürfelte Tomaten kurz mitschmoren.

3

Die Bohnen abgießen und gut abtropfen lassen. Zur Gemüse-Sardellen-Mischung in den Topf geben, mit Salz und Pfeffer abschmecken. Alles gut umrühren, noch 10 Minuten ziehen lassen. Mit Kapern bestreut servieren.

Rezepte für Hülsenfrüchte

LINSEN MIT SPINAT

Zutaten für 2 Portionen:

150 g rote Linsen • 2 Schalotten • 1 rote Paprika • Salz

150 g tiefgekühlter Spinat • 1 Zwiebel • 1 Knoblauchzehe

2 EL Sonnenblumenöl

1

Linsen mit geschälten Schalotten und der entkernten und in Streifen geschnittenen Paprika 10 Minuten in kochendes Salzwasser geben. Spinat auftauen lassen.

2

Zwiebel und Knoblauch schälen und fein würfeln. Beides in heißem Öl in einem Topf goldgelb andünsten. Linsen und Spinat dazugeben, 5 Minuten zugedeckt bei milder Hitze durchziehen lassen, gut umrühren. Mit Salz nachwürzen.

KICHERERBSEN-SESAM-CREME

Zutaten für 4 Portionen:

300 g gekochte Kichererbsen (evtl. aus der Dose) • 3–5 Knoblauchzehen

1 Zitrone • Salz, Pfeffer aus der Mühle • 4 EL Sesampaste (Dose)

150 ml Olivenöl • Cayennepfeffer • 500 g Gemüse zum Dippen

(z. B. Staudensellerie, Möhren, Gurken)

1

Die abgetropften Kichererbsen mit den abgezogenen Knoblauchzehen, dem Zitronensaft, Salz, Pfeffer und 4 EL vom Kochwasser der Kichererbsen pürieren.

2

Die Sesampaste und 5 EL Öl unter das Püree mixen. Mit Salz nachwürzen.

3

Die Creme auf flachen Tellern anrichten. Obenauf eine kleine Ölschliere gießen und etwas Cayennepfeffer darüberstreuen. Mit Gemüsestücken zum Dippen anrichten.

Dazu passen Pellkartoffeln oder Roggenschrotbrot. Man kann die aromatische Creme auch mit Kartoffelchips als Partyimbiß servieren. Sie hält sich im Kühlschrank zwei bis drei Tage.

Rezepte für Hülsenfrüchte

KICHERERBSENEINTOPF MIT LAMM

Zutaten für 4 Portionen:

1 kg Lammfleisch • 250 g Möhren • 250 g Zwiebeln • 3 EL Öl • Salz

1 Lorbeerblatt • 2 Knoblauchzehen • 1 Zweig Rosmarin

1/2 l Fleischbrühe • 1 große Dose gekochte Kichererbsen

Pfeffer aus der Mühle • 1 Bund Petersilie • 1 unbehandelte Zitrone

1

Das Fleisch in gulaschgroße Stücke schneiden, Sehnen dabei entfernen.

2

Möhren schälen und würfeln. Zwiebeln abziehen und vierteln.

3

In der Pfanne 2 EL Öl erhitzen und das Fleisch darin bei mittlerer Hitze rundherum hellbraun anbraten. Salzen.

4

Lorbeerblatt, eine zerdrückte Knoblauchzehe und Rosmarin zugeben und kurz anschmoren. Mit Brühe ablöschen.

5

1 l heißes Wasser zufügen. Das Fleisch im geschlossenen Topf bei milder Hitze etwa 50 Minuten kochen.

6

Inzwischen die vorbereiteten Möhren und Zwiebeln im restlichen Öl anbraten und dann zum Fleisch geben. Die abgetropften Kichererbsen zufügen und weitere 20 Minuten kochen.

7

Den fertigen Eintopf mit Salz und Pfeffer abschmecken. Petersilie hacken. Zitronenschale fein abreiben. Beides mit der zweiten feingehackten Knoblauchzehe mischen und separat zum Eintopf servieren.

KARTOFFELN – DIE TOLLEN KNOLLEN

SÄTTIGEND UND NÄHRSTOFFREICH

In den sechziger Jahren waren die braunen Knollen verfemt. Ernährungsexperten glorifizierten eiweißreiche tierische Lebensmittel als Schlankmacher und förderten das Ammenmärchen, Kartoffeln machten dick. Dabei sind Kartoffeln im Gegensatz zu vielen tierischen Nahrungsmitteln echte »Light«-Produkte. Sie liefern wenig Kalorien, kein Fett und sättigen trotzdem angenehm und für lange Zeit. Ihr Eiweiß ist so hochwertig, daß es in Kombination mit Milch oder Eiern den Wert von Fleisch bei weitem übertrifft. Die enthaltenen Ballaststoffe machen die stärkereichen Knollen zum günstigen Lebensmittel bei Pilzerkrankungen. Außerdem sind Kartoffeln im Gegensatz zu Vollkorngerichten sehr leicht verdaulich, und es gibt gegen sie seltener Allergien als gegen Getreide. Kartoffeln liefern Vitamin C, ansehnliche Mengen von B-Vitaminen und viel Kalium. Sie sind in einer Anti-Pilz-Diät empfehlenswerter als Brot.

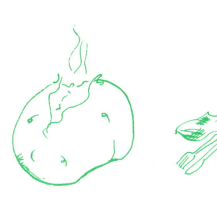
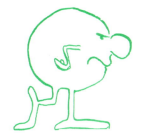

Kartoffel-Käse-Auflauf

Zutaten für 4 Portionen:
600 g Kartoffeln • Salz, Pfeffer aus der Mühle
100 g geriebener Emmentaler • 2 Knoblauchzehen
40 g Butter oder Margarine • 250 ml Milch • 250 g Schlagsahne
1 EL Weizenkleie

Lagern Sie Kartoffeln dunkel, und kaufen Sie lichtgeschützte Ware in Papierbeuteln oder aus abgedunkelten Behältern. Kleine grüne Stellen an den Kartoffeln abschneiden, grüne Exemplare wegwerfen.

1
Kartoffeln schälen, der Länge nach halbieren, mit der Küchenmaschine in 2–3 mm dicke Scheiben schneiden.

2
Salz und Pfeffer darübergeben, mit einem Teil Käse mischen.

3
Knoblauchzehen schälen und zerdrücken. Eine große flache Auflaufform mit etwas Fett ausstreichen und eine Hälfte der Kartoffelscheiben hineinschichten. Milch und Sahne mit Knoblauch und Kleie mischen. Die Kartoffeln damit gleichmäßig bedecken.

4
Die restlichen Kartoffelscheiben einschichten und das verbliebene Milch-Sahne-Gemisch darübergießen. Den restlichen Käse darüberstreuen, die restliche Butter in Flöckchen aufsetzen.

5
Im auf 200 Grad (Gasherd: Stufe 3/Umluft: 180 Grad) vorgeheizten Backofen in etwa 1 Stunde goldbraun backen.

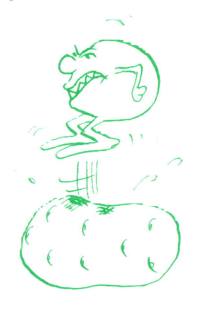

Kartoffel-Rezepte

HERZOGINKARTOFFELN

Zutaten für 6 Portionen:

750 g Kartoffeln • Salz • 3 Eigelb • 1 Ei • 2 EL Haferkleieflocken

2–4 EL Milch • 30 g Butter oder Margarine • frischgeriebener Muskat

1

Kartoffeln schälen, in kochendem Salzwasser garen, abgießen. Gut abdämpfen und durch die Kartoffelpresse drücken. Mit 2 Eigelb, dem ganzen Ei, Haferkleieflocken und Milch zu einem dicken Brei verrühren. 20 g Butter oder Margarine und etwas frischgeriebenen Muskat dazugeben. Gut durchmengen.

2

Das Püree in einen Spritzbeutel mit Sterntülle füllen und regelmäßige Rosetten auf ein gut gefettetes Backblech spritzen.

3

Die Püreehäufchen mit dem restlichen Eigelb bestreichen. Im vorgeheizten Backofen bei 200 Grad (Gasherd: Stufe 3/Umluft: 180 Grad) goldbraun überbakken.

Schneller geht es, wenn Sie mit dem Löffel Häufchen vom Püree abstechen und aufs Blech setzen.

KARTOFFELPFANNKUCHEN

Zutaten für 4 Portionen:

750 g Kartoffeln • 3 Zwiebeln • 3 Eier • 2 EL Haferkleieflocken

Salz, Pfeffer aus der Mühle • Öl zum Braten

1

Kartoffeln und Zwiebeln schälen und fein reiben. Mit den Eiern und Haferkleieflocken mischen. Mit Salz und Pfeffer würzen.

2

In einer beschichteten Pfanne wenig Öl erhitzen. Für jeden Pfannkuchen jeweils 1 EL Kartoffelmasse hineingeben, rund auseinanderstreichen und von beiden Seiten goldbraun braten.

Zu Kartoffelpfannkuchen – auch Reiberdatschi oder Reibekuchen genannt – paßt gut grüner Salat.

147

KRÄUTERKARTOFFELN

Zutaten für 6 Portionen:
2 Zwiebeln • 40 g Butter oder Margarine • 1 Bund Petersilie
1 Bund Thymian • 2 Bund Schnittlauch • 800 g Kartoffeln
(mehlig kochend) • 2 TL Weizenkleie • Salz, Pfeffer aus der Mühle
400–500 ml Brühe • 50 g frischgeriebener Parmesankäse

Zu den Kräuterkartoffeln paßt gut Kohlrabi-Möhren-Rohkost.

1
Zwiebeln schälen und würfeln, eine flache Auflaufform mit etwas Butter oder Margarine einfetten, die Zwiebeln auf dem Boden verteilen. Alle Kräuter waschen, putzen und hacken.

2
Kartoffeln schälen, waschen, trocknen und der Länge nach halbieren. In 2–3 mm dicke Scheiben schneiden und abwechselnd mit den Kräutern und der Weizenkleie in die Auflaufform schichten. Mit Salz und Pfeffer würzen.

3
Mit Brühe gut bedecken. Parmesan darüberstreuen, Butterflöckchen obenauf setzen. Die Auflaufform in den auf 200 Grad (Gasherd: Stufe 3/Umluft: 180 Grad) vorgeheizten Backofen schieben. So lange garen, bis alle Brühe aufgesogen und das Gratin goldbraun überbacken ist.

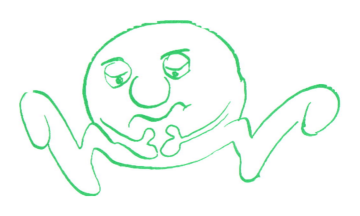

FÄCHERKARTOFFELN MIT KNOBLAUCH

Zutaten für 4 Portionen:
1,5 kg ovale Kartoffeln • 2 Knoblauchzehen • 50 g Butter oder Margarine
Salz, Pfeffer aus der Mühle • je 1 kleiner Zweig frischer Rosmarin und
Thymian • 50 g geriebener Käse

1
Neue Kartoffeln schaben, ältere Kartoffeln schälen. Waschen. Die Kartoffeln auf einer Seite in dichten Abständen gleichmäßig so tief einschneiden, daß sie unten gerade noch zusammenhängen.

2
Die Kartoffeln gut abtrocknen. Knoblauchzehen schälen, zerdrücken und mit der Hälfte der flüssigen Butter oder Margarine mischen. Die Kartoffeln damit rundherum bestreichen. Mit den Einschnitten nach oben nebeneinander in eine ofenfeste Form legen.

3
Mit Salz, Pfeffer und feingehackten Rosmarinnadeln und Thymianblättchen bestreuen.

4
In den vorgeheizten Backofen schieben und bei 220 Grad (Gasherd: Stufe 4/Umluft: 200 Grad) etwa 40 Minuten backen.

5
Mit dem restlichen flüssigen Fett bestreichen und mit Käse bestreuen. Weitere 15–20 Minuten goldbraun backen. In der Form servieren.

Dazu paßt Rinderfilet in Folie.

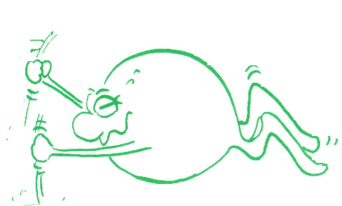

KARTOFFELNUDELN MIT LEINSAMEN

Zutaten für 4 Portionen:

500 g gekochte Kartoffeln • 2 EL geschroteter Leinsamen

2 Eier • 100 g Hirseflocken • Salz, Pfeffer aus der Mühle

frischgeriebener Muskat • 2–3 EL Vollkornmehl zum Formen

50–60 g Butterschmalz oder 3 EL Keimöl

Zu den Kartoffelnudeln schmeckt ein gemischter Salat oder Linsengemüse.

1

Die Kartoffeln durch eine Kartoffelpresse geben und mit Leinsamen, Ei und Hirseflocken verkneten. Mit Salz, Pfeffer und Muskat abschmecken.

2

Den Kartoffelteig dritteln. Aus jedem Teil eine etwa 2 cm dicke gleichmäßige Rolle formen.

3

Von jeder Rolle 3–4 cm lange Stücke abschneiden. Mit Mehl bestäuben und fingerförmige kurze Rollen formen, die am Ende spitz zulaufen. Wer mag, kann auch flache Plätzchen formen.

4

Butterschmalz oder Öl in einer Pfanne erhitzen. Die Kartoffelnudeln darin rundherum goldbraun braten.

KARTOFFELWÜRFEL MIT SONNENBLUMENKERNEN

Zutaten für 4 Portionen:

750 g Kartoffeln • 100 ml Öl • Salz, Pfeffer aus der Mühle

2 EL Sonnenblumenkerne

1

Geschälte Kartoffeln waschen, in etwa 1 cm große Würfel schneiden. Öl in einer Pfanne erhitzen. Kartoffelwürfel zufügen, bei mittlerer Hitze 10 Minuten unter gelegentlichem Wenden goldbraun braten. Mit dem Schaumlöffel aus der Pfanne heben und warm stellen. Fett abgießen.

2

Die Sonnenblumenkerne in der heißen Pfanne unter häufigem Wenden leicht bräunen. Kartoffelwürfel zufügen, durchschwenken, salzen, pfeffern und sofort servieren.
Dazu schmeckt Spinat.

KARTOFFELPÜREE MIT SESAM

Zutaten für 4 Portionen:
1 kg Kartoffeln • Salz • 300 ml Milch • 1 Prise Muskat • 2 EL Keimöl
2 EL Sesamsaat • 2 TL Haferkleieflocken • 1 EL Weizenkleie

1
Geschälte Kartoffeln in kochendem Salzwasser 25 Minuten garen. Milch mit Muskat erhitzen.

2
Öl in der Pfanne erhitzen. Sesamsaat und eine Prise Salz unterrühren. Die Samen bei mittlerer Hitze bräunen, warm stellen.

3
Die gekochten, noch heißen Kartoffeln zerdrücken oder durch eine Kartoffelpresse geben. Heiße Milch, Haferkleieflocken und Weizenkleie untermischen. Das Püree mit Salz abschmecken. Das Püree mit geröstetem Sesam übergossen servieren.

Tip: Zutaten für wirklich lockeres Kartoffelpüree nicht mit den Quirlen des Handrührers oder dem Pürierstab, sondern mit einem Schneebesen aufschlagen. Der Brei wird nämlich zäh und glasig, wenn durch zu kräftiges Schlagen die Kartoffelstärke austritt. Dazu schmecken Rühreier, Buletten oder Fisch.

Falls Sie Seelenkummer haben und Trost beim Essen suchen: Kartoffelbrei ist genauso weich und mild wie süßer Pudding und helle Nudeln, aber frei von Zucker!

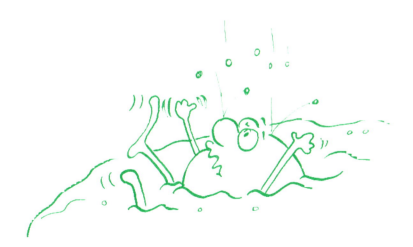

KARTOFFELKRAPFEN

Zutaten für 4 Portionen:

500 g Kartoffeln (mehlige Sorte)• 100 ml Milch

30 g Butter oder Margarine• Salz, Pfeffer aus der Mühle• Muskat

50 g Weizenvollkornmehl• 4 Eier• Öl zum Ausbacken

1

Kartoffeln schälen, in Salzwasser etwa 20 Minuten kochen, abgießen.

2

Zu Kartoffelkrapfen paßt gut geschmortes Gemüse oder gedünsteter Fisch und Salat.

Milch mit Butter, Salz, Pfeffer und Muskat aufkochen. Mehl auf einmal hineinschütten, rühren und aufkochen, bis sich die Masse zu einem Kloß verbunden hat.

3

Eier nach und nach unterrühren. Kartoffeln durch eine Presse drücken und unterrühren.

4

Von der Masse mit einem Eßlöffel ovale Klöße abstechen und portionsweise im heißen Fett schwimmend goldbraun ausbakken. Auf Küchenkrepp abtropfen lassen und mit etwas Salz bestreut servieren.

BRATKARTOFFELN MIT HÜTTENKÄSE

Zutaten für 4 Portionen:

750 g gekochte Kartoffeln (am besten Pellkartoffeln)• 2 Zwiebeln

6 EL Öl• Salz, Pfeffer aus der Mühle• 2 Knoblauchzehen

400 g körniger Frischkäse• 2 Kästchen Kresse

1

Kartoffeln eventuell pellen und in Scheiben schneiden. Zwiebeln schälen und fein würfeln. Öl in einer großen Pfanne erhitzen. Kartoffelscheiben hineingeben, salzen und pfeffern. Zwiebeln und zerdrückte Knoblauchzehen darauf verteilen.

2

Die Kartoffeln ohne Deckel bei mittlerer Hitze braten und erst wenden, wenn die Scheiben unten goldbraun sind. Die Kartoffeln mit Hüttenkäse und reichlich Kresse anrichten.

Scharfer Kartoffelauflauf mit Anchovis

Zutaten für 6 Portionen:
750 g Tomaten • 2 Gemüsezwiebeln • 3–4 Knoblauchzehen • 3 Anchovis
6 EL Olivenöl • 1 kg Kartoffeln • Salz, Cayennepfeffer • Fett für die Form

1
Die Tomaten waschen und hacken. Zwiebeln und Knoblauchzehen abziehen. Zwiebeln in feine Streifen schneiden.

2
Aus den Anchovis, dem durchgepreßten Knoblauch und 2 EL Olivenöl im Mörser oder mit dem Blitzhacker eine glatte Paste zubereiten.

3
Die Kartoffeln schälen und in dünne Scheiben schneiden. Das restliche Öl in einer Pfanne erhitzen und die Zwiebeln darin weich dünsten. Die Tomaten dazugeben, salzen und einige Minuten offen schmoren. Die Sauce mit Cayennepfeffer scharf abschmecken.

4
Eine ofenfeste Form einfetten. Ein Drittel der Tomaten-Zwiebel-Sauce, die Hälfte der Kartoffelscheiben und die Hälfte der Anchovispaste darauf geben. Alles noch einmal wiederholen und mit der Tomaten-Zwiebel-Sauce abschließen.

5
Die Form in den auf 200 Grad (Gasherd: Stufe 3/Umluft: 180 Grad) vorgeheizten Backofen schieben. Den Auflauf 45–60 Minuten backen.

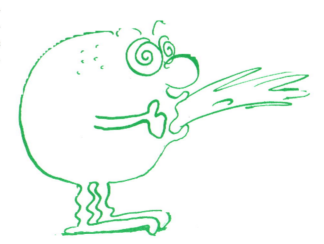

Kartoffel-Rezepte

KARTOFFEL-HAFER-PLÄTZCHEN

Zutaten für 6 Portionen:
1,5 kg Kartoffeln (mehlige Sorte) • Salz • 250 ml Milch
50 g Butter oder Margarine • frischgeriebener Muskat • 2 Eier
200 g kernige Haferflocken • 3 EL Weizenkleie • Öl zum Braten

Zu den Kartoffel-Hafer-Plätzchen schmecken Möhren-, Bohnen- oder Gurkengemüse und eventuell gekochtes Rindfleisch mit Meerrettichsahne.

1
Kartoffeln schälen, kleinschneiden und mit wenig Wasser und etwas Salz gar kochen. Abgießen, abdämpfen lassen und zerstampfen oder durchpressen.

2
Milch erhitzen und nach und nach unter den Kartoffelbrei rühren. Butter oder Margarine zufügen und mit Salz und geriebenem Muskat abschmecken.

3
Die Eier, 3 EL Haferflocken und 1 EL Weizenkleie unter den Kartoffelbrei mischen. Plätzchen formen und in den restlichen Haferflocken und der Weizenkleie wenden. Öl erhitzen und die Plätzchen darin goldbraun braten.

Tip: Sollte der Kartoffelteig zu weich geraten sein, soviel Haferkleie unterrühren, daß sich der Teig gut formen läßt.

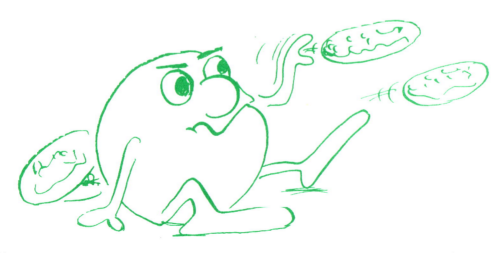

KRÄUTER-RÖSTI MIT KÄSE

Zutaten für 2 Portionen:
400 g Kartoffeln • 1/2 Bund glatte Petersilie • 1/2 Bund Schnittlauch
1 Prise getrockneter Thymian • Salz • 1–2 EL Sonnenblumenöl
1 EL gehackte Cashewkerne • 50 g geriebener Käse
grober Pfeffer aus der Mühle

1
Die Kartoffeln schälen, grob raspeln und kurz auf einem Sieb abtropfen lassen. Mit gehackter Petersilie und Schnittlauchröllchen mischen.

2
Den Thymian in der Handfläche zerreiben und unterrühren, leicht salzen. Das Öl in einer großen Pfanne erhitzen und die Kartoffelmischung hineingeben. Mit dem Löffelrücken festdrücken und knusprig braun braten.

3
Die Rösti mit Hilfe eines flachen Topfdeckels wenden und die Unterseite bräunen. Die Oberseite mit Cashewkernen und Käse bestreuen und einen Deckel auflegen. Nach etwa einer Minute, wenn der Käse geschmolzen ist, die Rösti mit etwas grobem Pfeffer bestreut servieren.

Zum Kräuter-Rösti paßt ein Rohkostsalat aus Steckrüben und Möhren.

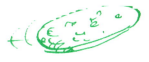
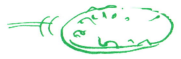
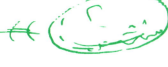

Kartoffel-Rezepte

KARTOFFELNOCKEN MIT KNOBLAUCHQUARK

Zutaten für 4 Portionen:
1 kg Kartoffeln (mehlige Sorte) • Salz • 400 g Magerquark
3 EL Schlagsahne • 3 EL Milch • 2 Knoblauchzehen • 2 Eigelb • 1 Ei
60 g ungehärtete Margarine • 100 g feines Vollkornmehl
Muskat • 2 EL Kürbiskernöl

1
Die Kartoffeln schälen und in Salzwasser garen. Inzwischen den Quark mit Sahne, Milch, zerdrücktem Knoblauch und Salz cremig rühren.

2
Die fertigen Kartoffeln abgießen, gut abdämpfen und durch die Kartoffelpresse drücken. Sofort mit dem Eigelb und dem ganzen Ei vermengen. Margarine, Vollkornmehl, Salz und etwas Muskat zufügen und vermengen.

3
Mit einem Löffel Nocken (ovale Klößchen) abstechen und in leicht siedendem Salzwasser garen, bis sie auf der Oberfläche schwimmen.

4
Die Nocken mit einem Schaumlöffel aus dem Topf heben, gründlich abtropfen lassen, auf eine vorgewärmte Platte geben. Mit leichterwärmtem Kürbiskernöl übergießen und mit dem Knoblauchquark anrichten.

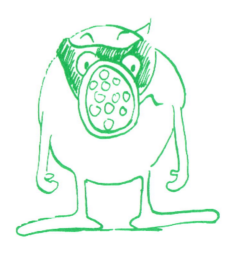

FLEISCH – EIN MUSS ?

ANTI-PILZ-DIÄT MIT UND OHNE FLEISCH

Ob Sie Fleisch essen wollen oder lieber vegetarisch leben, bleibt Ihre persönliche Entscheidung. Ginge es nur darum, den Pilzen die Nahrungsgrundlage zu entziehen, könnte man sogar eine hundertprozentige Fleischdiät empfehlen. Doch solch eine Diät hätte gravierende gesundheitliche Nachteile und würde das Allgemeinbefinden so stören, daß Ihr Körper die Pilze vielleicht nicht mehr bekämpfen könnte.

Gesunder Fleischgenuß

Innerhalb einer Anti-Pilz-Diät sind Fleischgerichte also kein Muß. Aber wer bisher Fleisch gegessen hat, kann dies weiterhin tun. Mageres Fleisch liefert günstige Nährstoffe, die dem Pilzpatienten helfen können, mit der Infektion fertig zu werden. Im Durchschnitt enthält schieres Fleisch etwa 20 Prozent hochwertiges Eiweiß. Noch wichtiger ist das Eisen. Dieses oft knappe Mineral benötigt der Körper für die Blutbildung und kann es aus Fleisch besonders gut aufnehmen. Schweinefleisch und Geflügel liefern etwas weniger Eisen als Rindfleisch, was an der helleren Fleischfarbe deutlich zu sehen ist. Schweinefleisch enthält dafür reichlich B-Vitamine, vor allem das wichtige Vitamin B_{12}, und ist damit für gestreßte Pilzpatienten eine gute Vitaminquelle. Auch mageres Rindfleisch hat seine Vorteile. Rumpsteak zum Beispiel liefert nur eine mittlere Menge Kalorien und erheblich weniger Cholesterin als Eier oder Lammfleisch. Es enthält sogar weniger von dem Problemstoff als Geflügel. Übrigens löst Fleisch nur sehr selten Allergien aus. Allergische Reaktionen auf Kuhmilch, Hühnereiweiß, Getreide, Obst und Fisch sind dagegen erheblich häufiger.

Mageres Fleisch ist bei allen Schlachttieren etwa gleich gesund. Es sind die unterschiedlichen Fette, die sich ungünstig auswirken können.

Für Leute mit gestörtem Fettstoffwechsel ist fettes Rindfleisch allerdings problematisch, denn Rinderfett ist sehr hart, fast talgartig und besteht zu mehr als der Hälfte aus gesättigten Fettsäuren. Für alle übrigen gilt: Wenn Sie innerhalb Ihrer Anti-Pilz-Diät nur zwei- oder dreimal pro Woche Fleisch essen, nehmen Sie ruhig die Sorte, die Ihnen am besten schmeckt. Schneiden Sie sichtbares Fett auf dem Teller ab, entfetten Sie Saucen und Brühen gründlich, und bringen Sie ansonsten viel Gemüse, Getreide und Hülsenfrüchte auf den Tisch.

Fleisch-Rezepte

Chemie im Fleisch

Wer sich vor Rückständen von Tierarzneimitteln fürchtet, ist mit Lammfleisch am besten bedient. Schafe werden nicht in der Intensivmast gehalten, sondern kommen auf die Weide. Bei Schwein und Huhn greifen die Mäster wohl am häufigsten zu verbotenen Medikamenten. Erwischt werden sie selten, denn der analytische Nachweis ist oft nicht möglich, und flächendeckende gründliche Routinekontrollen gibt es bisher nicht. Allerdings behaupten einige Lebensmittelüberwacher, sie hätten das Problem inzwischen im Griff und kein Übeltäter könne mehr durch das Netz der Kontrollen schlüpfen.

Senf ohne Zucker

Wer Fleisch, Wurst, Salatsaucen und Eier gern mit einem Löffel Senf würzt, findet im Laden auch Fabrikate, die nicht mit Zucker abgeschmeckt wurden, sondern statt dessen Süßstoff enthalten. Ein gründlicher Blick auf die Zutatenliste des Senfglases lohnt. Leider ist solch zuckerloser Senf nicht überall im Angebot. Falls Sie keinen finden, kaufen Sie statt dessen Senfpulver oder Senfkörner, und machen Sie sich Ihren Senf selbst. Das ist ganz einfach: Zuerst die Körner im Mörser zerstoßen oder im Blitzhacker fein mahlen. Das Pulver mit so viel Wasser anrühren, daß ein dicker Brei entsteht. Jetzt können Sie die Mischung würzen. Etwas Essig, Öl, Salz und – damit die Pilze nicht profitieren – anstelle von Zucker flüssiger Süßstoff gehören ins Grundrezept. Wer dann noch kreativ werden möchte, würzt den Senf mit getrocknetem Estragon, Oregano oder Thymian oder nimmt statt des üblichen Speiseöls ein aromatisches Walnuß-, Kürbiskern- oder Sonnenblumenöl. Füllen Sie Ihren selbstgemachten Senf in gutgespülte Senf- oder Konfitüregläser mit Twist-off-Deckel, und heben Sie ihn im Kühlschrank auf. Er hält sich zwei bis vier Wochen.

Fleisch-Rezepte

LOCKERE BULETTEN OHNE BROT

Zutaten für 4 Stück:
1 große Zwiebel • 1 Knoblauchzehe • 1 TL Majoran • 3 EL Öl
250 g Rinderhackfleisch • 1 Ei • 1 EL Magerquark
1 TL zuckerfreier Senf • je 1 EL Haferflocken, Haferkleie und Weizenkleie
1 EL Crème fraîche • Salz, Pfeffer aus der Mühle

1
Zwiebel schälen und hacken. Knoblauchzehe schälen und zerdrücken. Alles mit Majoran vermischen, bei schwacher Hitze in 1 EL Öl andünsten, bis die Zwiebelwürfel glasig sind.

2
Hackfleisch mit Ei, Senf, Quark, Haferflocken, Hafer- und Weizenkleie in eine Schüssel geben. Die angedünstete Zwiebelmischung, Crème fraîche, Salz und Pfeffer zufügen und alles sorgfältig durchmengen.

3
Mit feuchten Händen vier Buletten formen. Die Fleischplätzchen zuerst in heißem Öl kurz bei hoher Temperatur anbraten, dann bei kleiner Hitze 15 Minuten weiterbraten, zwischendurch wenden.

Tip: Sie können aus dem Fleischteig auch einen Hackbraten formen. Legen Sie den geformten Laib in einen Bräter, gießen Sie etwas Wasser dazu, und garen Sie ihn im auf 220 Grad vorgeheizten Backofen (Gas: Stufe 4–5/Umluft: 200 Grad) in etwa 30 Minuten. Mit dem Finger draufdrücken und prüfen, ob der Braten gar ist. Fühlt sich der Hackbraten noch elastisch an, muß er zurück in den Backofen.

Fleisch nicht täglich, sondern lieber im Wechsel mit Fisch und vegetarischen Mahlzeiten einplanen.

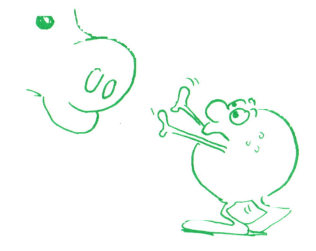

Fleisch-Rezepte

FLEISCHRAGOUT

Zutaten für 4 Portionen:

750 g mageres Rind- oder Schweinefleisch • 4 Tomaten

2 Knoblauchzehen • 1 kg kleine Zwiebeln • 3 EL Olivenöl

1 Lorbeerblatt • 1/4 l Fleischbrühe • Salz, Pfeffer aus der Mühle

Zwiebeln und Tomaten binden die würzige Sauce des Fleischragouts. Daher ist Mehl oder Saucenbinder überflüssig.

1

Das Fleisch in Würfel schneiden. Die Tomaten waschen und in kleine Stückchen schneiden. Die Knoblauchzehen fein hacken, die Zwiebeln abziehen und grob zerschneiden.

2

Das Öl in einem Topf erhitzen und die Fleischwürfel darin anbraten. Tomatenstücke, Knoblauch, Zwiebeln und Lorbeerblatt hinzufügen.

3

Topf schließen und das Fleisch bei kleiner Hitze 20 Minuten durchschmoren. Brühe zugießen. Salzen und pfeffern. 1–2 Stunden bei sehr kleiner Hitze schmoren. Mit Salz und Pfeffer nachwürzen.

SCHWEINEKOTELETTS MIT SENFCREME

Zutaten für 2 Portionen:

2 Stielkoteletts à 200 g • Salz, Pfeffer aus der Mühle • 1 EL Öl

2 Zwiebeln • 20 g Butter • 4 EL Brühe • 3 EL Schlagsahne

1 EL zuckerfreier Senf • 1 EL Kapern

1

Koteletts mit Salz und Pfeffer würzen. Von jeder Seite 8 Minuten in heißem Öl bei starker Hitze anbraten. 5 Minuten bei schwacher Hitze weiterbraten. Herausnehmen und zugedeckt warm halten.

2

Zwiebeln schälen, würfeln und in Butter glasig dünsten. Brühe und Sahne dazugeben. Cremig einkochen lassen. Senf zufügen und mit Salz nachwürzen. Koteletts mit der Sauce und den Kapern anrichten.

Fleisch-Rezepte

SCHWEINERÜCKENSTEAKS MIT ZWIEBELPÜREE

Zutaten für 3 Portionen:
250 g Zwiebeln • 2 EL Öl • 1 TL zuckerfreier Senf • 150 ml Milch • Salz
3 Schweinerückensteaks à 200 g • Pfeffer aus der Mühle
20 g Butterschmalz • 1 Bund Schnittlauch

1

Zwiebeln schälen und fein würfeln. In heißem Öl glasig andünsten. Senf und Milch dazugeben und 15–20 Minuten im geschlossenen Topf schmoren. Sparsam salzen und mit dem Pürierstab fein pürieren.

2

Steaks salzen, pfeffern und in heißem Butterschmalz von jeder Seite 4 Minuten braten. Die Pfanne vom Herd nehmen und die Steaks darin 5 Minuten ruhen lassen.

3

Die Steaks mit dem Zwiebelpüree anrichten und mit Schnittlauchröllchen bestreuen.

Raffinierte Öle

Diese sogenannten Speiseöle haben meist keine Sortenbezeichnung, schmecken neutral und können beim Braten und Fritieren hoch erhitzt werden. Die Hersteller extrahieren das Öl und reinigen es dann in einem aufwendigen Prozeß, bei dem eine Reihe wertvoller Stoffe verlorengehen können, die Fettsäuren jedoch unversehrt bleiben. So enthält zum Beispiel ein raffiniertes Sonnenblumenöl genauso viele ungesättigte Fettsäuren wie ein kaltgepreßtes. Umweltgifte, die nicht selten in importierten Ölfrüchten vorhanden sind, entfernen die Hersteller bei der Raffination.

Fleisch-Rezepte

RINDERFILET IN FOLIE

Zutaten für 3 Portionen:
2 EL Öl • 450 g Rinderfilet • 1 Knoblauchzehe • Salz, Pfeffer aus der
Mühle • 5 Scheiben fetter Speck • je 1 Zweig Thymian und Rosmarin
2–3 EL Crème fraîche

1

Ein Stück Aluminiumfolie auf der Arbeitsfläche ausbreiten und mit Öl bestreichen. Rinderfilet mit zerdrücktem Knoblauch einreiben, salzen und pfeffern.

Zum Rinderfilet schmecken Kräuter- oder Zitronenbutter, Salat und Kartoffeln.

2

Die Speckscheiben auf die Aluminiumfolie legen, Rinderfilet daraufgeben. Mit Thymian und Rosmarin belegen. Die Aluminiumfolie fest verschließen.

3

Das Paket in den auf 225 Grad (Gasherd: Stufe 4/Umluft: 200 Grad) vorgeheizten Backofen schieben und das Fleisch in 25 bis 30 Minuten garen.

4

Herausnehmen und das Fleisch in der ungeöffneten Folie 10 Minuten ruhen lassen. Das Rinderfilet in Scheiben schneiden und anrichten.

Müssen es kaltgepreßte Öle sein?

Welches Öl besser ist, richtet sich nach dem Verwendungszweck: Je höher der Gehalt an ungesättigten Fettsäuren, desto hitzeempfindlicher das Öl. Gute kaltgepreßte Oliven-, Sonnenblumen- und Nußöle gehören in den Salat und sind überhaupt für kalte Gerichte ideal. Aber es wäre unvernünftig, kostbare kaltgepreßte Öle zum Braten oder Fritieren zu verwenden. Sie verbrennen schnell, und dabei können sogar schädliche Stoffe entstehen.

Rindsrouladen

Zutaten für 4 Portionen:
2 große Möhren • Salz • 4 Scheiben Rouladenfleisch à etwa 180 g (aus der Keule) • Pfeffer aus der Mühle • 1 EL zuckerfreier Senf
1 Knoblauchzehe • 4 Zwiebeln • 30 g Butterschmalz • 3 Tomaten
350 ml Rinderfond oder -brühe • 2 EL Crème fraîche

1
Möhren schälen, der Länge nach halbieren und in kochendem Salzwasser 10 Minuten garen. Rouladenfleisch salzen, pfeffern und mit Senf einstreichen. Knoblauch und Zwiebeln schälen, hakken und auf dem Fleisch verteilen. Auf jede Roulade eine Möhrenhälfte legen. Die Rouladen aufrollen, mit Küchengarn binden.

2
Butterschmalz in einem Bräter erhitzen und die Rouladen darin anbraten. Wenn sie gut gebräunt sind, die Hitze reduzieren und die kleingeschnittenen Tomaten zugeben. Mit Fond oder Brühe ablöschen und kräftig einkochen lassen. Den Topf schließen und die Rouladen bei kleinster Hitze 60–70 Minuten schmoren.

3
Das Fleisch aus der Sauce heben. Küchengarn abnehmen und die Rouladen warm stellen.

4
Die Bratenflüssigkeit – falls nötig – etwas einkochen lassen. Mit Crème fraîche verrühren und mit Salz und Pfeffer nachwürzen.

Die Rouladen schmecken gut zu Kartoffelnudeln mit Leinsamen.

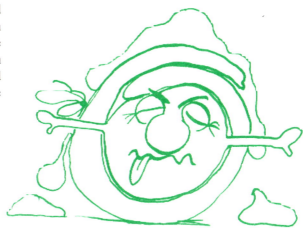

Fleisch-Rezepte

ROASTBEEF IN SALZTEIG

Zutaten für 6 Portionen:
3 Tassen Mehl (Sorte unwichtig) • 2 Tassen grobkörniges Salz • 5 EL Öl
1,5 kg Roastbeef • Pfeffer aus der Mühle • 1 Knoblauchzehe

1
Mehl und Salz mit etwas Wasser zu einem festen Teig verkneten. 20 Minuten ruhen lassen. Den Backofen auf 225–250 Grad (Gasherd: Stufe 5/Umluft: 200 Grad) vorheizen.

2
Die Saftpfanne des Backofens mit Öl einpinseln. Den Salzteig etwa 1 cm dick ausrollen.

3
Das Roastbeef pfeffern, mit zerdrücktem Knoblauch einreiben und in den Teig einwickeln. Teigenden über dem Braten verschließen, zusammendrücken. Mehrfach mit einer Gabel einstechen, damit der Dampf gut entweichen kann.

4
Das Paket auf die Saftpfanne legen, in den vorgeheizten Ofen schieben und 45 Minuten garen. Die Temperatur auf 180 Grad (Gasherd: Stufe 3/Umluft: 180 Grad) zurückschalten und weitere 15 Minuten garen.

5
Roastbeef aus dem Ofen holen, noch einige Minuten ruhen lassen, damit sich der Fleischsaft gut verteilt. Die Salzkruste entfernen. Roastbeef auf eine vorgewärmte Platte geben.
Dazu schmecken gebackene Kartoffeln mit saurer Sahne. Ebenfalls gut zu diesem festlichen Braten: scharfe Mandelsauce (Seite 194) oder Kräuterbutter (Seite 193) und Salat.

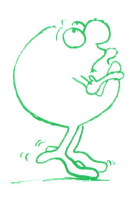

Fleisch-Rezepte

PFEFFERSTEAK

Zutaten für 1 Portion:

Je 1/2 TL weiße und schwarze Pfefferkörner • 1 Filetsteak à etwa 150 g

1 EL Öl • Salz • 1 EL Crème fraîche

1

Beide Pfeffersorten im Mörser oder Blitzhacker grob zerstoßen, auf die Arbeitsfläche geben, das Steak darauflegen und mit der Hand kräftig andrücken, damit der Pfeffer haftenbleibt. Wenden und die zweite Seite genauso mit einer Pfefferkruste versehen.

2

Das Öl in der Pfanne erhitzen. Das Steak darin bei großer Hitze 2 Minuten braten. Die Hitze zu-rücknehmen. Steak vorsichtig wenden, damit der Pfeffer nicht abfällt. Weitere 3 Minuten oder – falls das Fleisch weiter durchge-gart sein soll – 6 Minuten braten.

3

Steak aus der Pfanne heben und warm stellen. Den Bratensatz mit 1 EL Wasser ablöschen. Crème fraîche unterrühren und aufko-chen. Mit Salz nachwürzen. Das Steak salzen und mit der Sauce anrichten.

Zum Pfeffersteak passen geschmorte Schalotten.

TOURNEDOS MIT SPIEGELEI

Zutaten für 4 Portionen:

1 EL Öl • 4 Tournedos (kleine Rinderfiletsteaks) à 150 g • Salz, Pfeffer

aus der Mühle • 4 Eier • 30 g Butter oder Margarine • 4 Salatblätter

1

Öl in einer Pfanne erhitzen, die Tournedos bei starker Hitze 3 Minuten von jeder Seite braten. Mit Salz und Pfeffer würzen. Un-ter Aluminiumfolie warm halten.

2

Inzwischen die Eier in einer zweiten Pfanne in heißem Fett zu Spiegeleiern braten.

3

Die Tournedos auf vorgewärmten Tellern mit je einem Spiegelei und Salatblatt anrichten.

165

Fleisch-Rezepte

GEGRILLTE LAMMKOTELETTS

Zutaten für 2 Portionen:

2 Knoblauchzehen • 1 Lorbeerblatt • 1 Zweig Rosmarin

1 EL grüner Pfeffer • 4 EL Olivenöl • 4 Lammkoteletts • Salz

Zu Lammkoteletts schmeckt geschmortes Gemüse oder eine große Schüssel Salat.

1

Knoblauchzehen schälen und fein hacken. Lorbeerblatt und abgezupfte Rosmarinnadeln hacken, grünen Pfeffer zerdrücken. Alles mit dem Olivenöl verrühren. Die Lammkoteletts mit der Marinade bestreichen und 30 Minuten zugedeckt stehenlassen.

2

Die Koteletts aus der Marinade nehmen, abtropfen lassen. Auf den vorgeheizten Grill legen und auf jeder Seite 3–4 Minuten grillen. Salzen und sofort servieren.

FLEISCHCURRY MIT KOKOSRASPEL

Zutaten für 4 Portionen:

750 g Lamm- oder Rindfleisch • 500 g Tomaten • 200 g Zwiebeln

2 Knoblauchzehen • 3 EL Öl • Salz • 1–2 EL Curry • 300 ml Fleischbrühe

1/2 Zitrone • 2 EL Kokosraspel

1

Fleisch in Würfel schneiden. Tomaten waschen, Zwiebeln und Knoblauch schälen, alles fein würfeln.

2

Öl in einem Topf erhitzen, die Fleischwürfel darin braun anbraten. Kleingeschnittene Tomaten, Zwiebeln und Knoblauch zufügen und andünsten. Mit Salz würzen, Curry darunterrühren, bis die Mischung Farbe annimmt.

3

Brühe dazugießen und 30 Minuten leise schmoren lassen. Mit Salz und Zitronensaft abschmecken. Kokosraspel einstreuen und 3 Minuten ziehen lassen, bis die Sauce gebunden ist. Sofort servieren.

Tip: Wer Kokos nicht mag, ersetzt die Flocken durch gehackte Nußkerne.

Fleisch-Rezepte

GEBRATENE RUMPSTEAKSTREIFEN

Zutaten für 2 Portionen:

350 g Rumpsteak • 100 g Schalotten • 50 g Oliven • 1 Chilischote

2 kleine Tomaten • 2 EL Öl • Salz

1

Das Fleisch zuerst in 1/2 cm dik-ke Scheiben, dann in Streifen schneiden. Schalotten schälen und würfeln, Oliven entsteinen. Die Chilischote halbieren, ent-kernen und in Streifen schneiden. Tomaten waschen und klein-schneiden.

2

Öl in einer Pfanne stark erhitzen. Fleischstreifen darin 4 Minuten scharf anbraten. Salzen. Heraus-nehmen und warm halten.

3

Die Schalotten im Bratfett glasig dünsten. Oliven, Tomatenstücke und Chilistreifen zufügen und vermischen. Das Fleisch zurück in die Pfanne geben, kurz erwär-men und servieren.

Tip: Fragen Sie nach gut abge-hangenem Fleisch. Es wird beim Braten zarter.

Zum Rumpsteak schmeckt Bohnen-salat, Linsengemüse oder Erbsenpüree.

Welches Fett ist richtig?

Wenn Sie keine hohen Blutfettwerte und kein Übergewicht haben, können Sie innerhalb der Diät auch tierische Fette wie Butter und Schmalz mit Genuß essen. Vorsicht ist für Men-schen geboten, die aus einer herzinfarktgefährdeten Familie stammen. Sie sollten harte tierische Fette meiden und sich dafür an Öle und spezielle Margarinesorten mit vielen unge-sättigten Fettsäuren halten. Für uns alle gilt: Wenn wir insge-samt fettarm essen, kommt es auf die Sorte gar nicht so an.

Fleisch-Rezepte

LAMMKEULE MIT ROSMARIN

Zur Lammkeule schmecken Kichererbsen oder weiße Bohnen.

Zutaten für 6 Portionen:
1,5 kg Lammkeule • Salz, Pfeffer aus der Mühle • 3 EL Öl
300 ml Fleischbrühe • 1 TL getrockneter Rosmarin • 3 Knoblauchzehen
200 g Zwiebeln

1
Die Keule salzen, pfeffern und im heißen Öl von allen Seiten kräftig braun anbraten. Am besten bei mittlerer Temperatur arbeiten, damit die Kruste gleichmäßig und nicht zu dunkel gebräunt wird. Das Bratfett weggießen.

2
Mit Brühe ablöschen. Rosmarin und abgezogenen Knoblauch zugeben. Das Fleisch im geschlossenen Topf in den auf 180 Grad (Gasherd: Stufe 2–3/Umluft: 170 Grad) vorgeheizten Backofen schieben und 30 Minuten schmoren.

3
Inzwischen die Zwiebeln schälen, würfeln und zum Fleisch geben. Die Lammkeule im offenen Topf bei 160 Grad (Gasherd: Stufe 1–2/Umluft: 140 Grad) eine weitere Stunde schmoren. Dabei hin und wieder mit Bratensud begießen. Eventuell noch etwas Brühe zufügen.

4
Die fertige Lammkeule aus dem Topf nehmen. Falls nötig, das Fett vom Schmorsud abschöpfen. Den Bratenfond mit Salz und Pfeffer abschmecken. Fleisch mit dem restlichen Rosmarin auf einer vorgewärmten Platte anrichten.

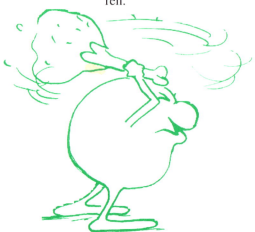

DAS GUTE AM FISCH

MAGER, EIWEISS- UND VITAMINREICH

Wunderbar, wenn Sie gern Fischgerichte essen. Denn für den pilz-geschädigten Organismus bietet Fisch mit seinen gesunden In-haltsstoffen viele Vorteile. Salzwasser-Fische und Meeresfrüchte sind mager und eiweißreich. Hering, Lachs, Makrele helfen, Herz-und Gefäßkrankheiten vorzubeugen. Außerdem gehören Salzwas-ser-Fische zu den wenigen Lebensmitteln, die viel Jod liefern. Der maritime Mineralstoff ist unentbehrlich für die Funktion der Schilddrüse. Seelachs und Schellfisch gehören mit über 200 Mi-krogramm pro 100 Gramm zu den Spitzenlieferanten. Viele Mee-resfische sind außerdem eine gute Quelle für Selen. Dieses Spu-renelement spielt im Körper vermutlich die Rolle eines vielseitigen Helfers gegen Zivilisationskrankheiten. Es gilt als eine Schutz-substanz des Immunsystems. Auch beim zahn- und knochenfreund-lichen Spurenelement Fluor liegen Meeresfische weit vorn. Gute Vitaminquellen sind Fische außerdem. Sehr interessant sind hier vitaminähnliche Substanzen (Ubiquinone), von denen Forscher in Japan und den USA heute vermuten, daß sie günstig auf das Im-munsystem wirken und Allergien dämpfen können.

Wer Fisch nicht mag,

den überzeugen auch die besten Argumente nicht. Immerhin verabscheuen ihn etwa 20 Prozent unserer Landsleute. Falls Sie dazugehören, ist es gut, wenn Sie Ihren Jodbedarf wenig-stens notdürftig mit jodiertem Speisesalz decken, beim Ko-chen pflanzliche Öle verwenden und oft mit frischem Knob-lauch würzen.

Fisch-Rezepte

FISCHKOTELETTS IN SENFSAUCE

Zutaten für 4 Portionen:
4 Fischkoteletts à etwa 200 g • 1 EL Öl • Salz, Pfeffer aus der Mühle
3 EL zuckerfreier Senf • 150 g Crème fraîche • etwas Zitronensaft

1
Fisch waschen und mit Küchenkrepp trockentupfen. Mit Öl bestreichen, salzen und pfeffern. Mit 1 EL Senf bestreichen.

2
Die Fischstücke auf den Rost des vorgeheizten Grills legen und von jeder Seite 5 Minuten grillen.

3
Crème fraîche erwärmen und den restlichen Senf zufügen. Mit Zitronensaft, wenig Salz und Pfeffer abschmecken. Die Sauce zum Fisch servieren.

FISCHFILET IN DER EIHÜLLE

Fisch nicht panieren oder in einer mehlhaltigen Sauce servieren – sonst gehen seine Vorteile für die Diät wieder verloren.

Zutaten für 2 Portionen:
2 Kabeljau-, Seelachs- oder Rotbarschfilets à etwa 160 g
Salz, Pfeffer aus der Mühle • 1 EL Haferkleieflocken
1 Ei • 1 EL Crème fraîche • 30 g Butter oder Margarine

1
Fischfilets waschen, abtrocknen, mit Salz und Pfeffer würzen und in Haferkleieflocken wenden.

2
Das Ei mit Crème fraîche verrühren und die Fischfilets darin wenden.

3
Butter oder Margarine in der Pfanne erhitzen und die Fischstücke darin von jeder Seite 3 Minuten braten.

Fisch-Rezepte

GEDÜNSTETER FISCH MIT GEMÜSE

Zutaten für 3 Portionen:

300 g Zwiebeln • 500 g Kartoffeln • 200 g Möhren • 2 Tomaten

30 g Butter oder Margarine • 3 Fischfilets à etwa 200 g

Salz, Pfeffer aus der Mühle • 2 Lorbeerblätter • 1/2 l Gemüsebrühe

1

Zwiebeln schälen und in Scheiben schneiden. Kartoffeln und Möhren putzen, waschen und in feine Würfel schneiden. Tomaten vierteln.

2

Fett in einem Bräter erhitzen. Zwiebeln, Kartoffeln und Möhren darin 10 Minuten bei kleiner Hitze braten.

3

Die Fischscheiben auf das Gemüse legen, salzen und pfeffern. Die beiden Lorbeerblätter zufügen. Brühe in den Bräter gießen. Zugedeckt bei milder Hitze etwa 30 Minuten garen. Im Bräter servieren.

Meeresfische sind ideal für die Anti-Pilz-Diät. Süßwasserfische bieten bei weitem nicht soviel Omega-3-Fettsäuren, Jod und Selen.

THUNFISCHSCHNITZEL

Zutaten für 2 Portionen:

2 Thunfischsteaks à etwa 200 g • 1 Knoblauchzehe • 2 EL Olivenöl

Salz, Pfeffer aus der Mühle • 4 EL Zitronensaft • 2 EL Crème fraîche

1/2 Bund Petersilie

1

Fisch kalt abspülen und trocknen. Knoblauch schälen, zerdrücken und in heißem Öl andünsten.

2

Den Fisch leicht salzen und pfeffern, mit etwas Zitronensaft beträufeln, von jeder Seite 6 – 8 Minuten in der Pfanne braten. Herausnehmen und warm stellen.

3

Den restlichen Zitronensaft in der Pfanne erwärmen. Salz, Pfeffer und Crème fraîche unterrühren. Den Fisch mit der Sauce und mit gehackter Petersilie servieren.

Fisch-Rezepte

FISCHAUFLAUF MIT FENCHEL

Zutaten für 2 Portionen:

4 dünne Fischfilets à 150 g • 2 EL Zitronensaft

Salz, Pfeffer aus der Mühle • 2 Fenchelknollen

30 g Butter oder Margarine • 2 EL Crème fraîche

Den Fenchel ganz dünn schneiden. So kommt sein Geschmack besser zum Tragen.

1

Fisch mit etwas Zitronensaft beträufeln, mit Salz und Pfeffer würzen. Fenchel waschen, in hauchdünne Streifen schneiden und für 2 Minuten in kochendes Wasser geben. Herausnehmen und abtropfen lassen.

2

Fischfilets in eine gefettete ofenfeste Form legen und mit Fenchel bedecken. Salzen und pfeffern. Fettflöckchen obenauf geben und den restlichen Zitronensaft darüberträufeln.

3

Den Fisch im vorgeheizten Backofen bei 200 Grad (Gasherd: Stufe 3/Umluft: 180 Grad) etwa 25 Minuten garen. Die Garflüssigkeit abgießen, mit Crème fraîche verrühren und mit Salz abschmecken. Die Sauce auf vorgewärmte Teller geben. Filets und Fenchel darauf anrichten und sofort servieren.

GEGRILLTE HERINGE

Zutaten für 2 Portionen:

4 küchenfertige Heringe (etwa 600 g) • Salz, Pfeffer aus der Mühle

2 EL Öl • 2 EL Zitronensaft

1

Heringe waschen, trocknen, sparsam salzen und pfeffern. Mit Öl einpinseln und im vorgeheizten Grill von jeder Seite 5 Minuten grillen.

2

Die Fische auf eine vorgewärmte Platte legen, mit Zitronensaft beträufeln und sofort servieren.

Fisch-Rezepte

Makrelen auf Porreegemüse

Zutaten für 2 Portionen:
2 Makrelen à 375 g • 1/4 l Brühe • 1 Prise getrockneter Estragon
400 g Porree • 20 g Butter oder Margarine • 2 EL Crème fraîche
Salz, Pfeffer aus der Mühle • 1 EL gehackter Dill

1
Ausgenommene Makrelen säubern. Brühe mit Estragon zum Kochen bringen. Die Fische hineingeben und im geschlossenen Topf etwa 15 Minuten dünsten, dabei einmal wenden.

2
Porree putzen und in feine Streifen schneiden. In einer Pfanne in heißem Fett andünsten. Crème fraîche einrühren, mit Salz und Pfeffer würzen, 3–5 Minuten im geschlossenen Topf schmoren. Die Makrelen auf das Gemüse legen und mit Dill bestreut servieren.

Fisch braucht milde Hitze, sonst wird er trocken und zäh.

Lachsröllchen

Zutaten für 2 Portionen:
2 EL Sahnequark • 1 EL Crème fraîche
1 EL frischgeriebener Meerrettich • flüssiger Süßstoff • Salz, Pfeffer
aus der Mühle • 200 g Räucherlachs in dünnen Scheiben • 1/2 Zitrone

1
In einer Schüssel Quark, Crème fraîche und Meerrettich verrühren. Mit Süßstoff, Salz und Pfeffer würzen.

2
Lachsscheiben mit der Meerrettichfüllung bestreichen und vorsichtig aufrollen. Auf einer Servierplatte mit Zitronenscheiben anrichten.

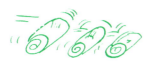
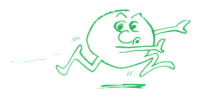

Fisch-Rezepte

ÜBERBACKENE SARDINEN

Zutaten für 4 Portionen:

700 g küchenfertige Sardinen • 2 unbehandelte Zitronen

Fett für die Form • 1 TL getrockneter Thymian

Salz, Pfeffer aus der Mühle • 200 ml Brühe • 2 EL Olivenöl

2 EL Haferflocken • 2 EL gehackte Petersilie

1

Die Sardinen waschen und gut trocknen. Mit dem Saft einer Zitrone beträufeln.

2

Die zweite Zitrone in Scheiben schneiden und auf den Boden einer gefetteten flachen Form legen. Mit zerriebenem Thymian bestreuen. Sardinen darauflegen, großzügig mit Salz und Pfeffer würzen.

3

Brühe und Öl darübergießen. Die Fische mit Haferflocken und Petersilie bestreuen. Im vorgeheizten Backofen bei 200 Grad (Gasherd: Stufe 3/Umluft: 180 Grad) etwa 30 Minuten garen. Zwischendurch eventuell Flüssigkeit nachgießen.

GEGRILLTER THUNFISCH

Zutaten für 2 Portionen:

2 Scheiben Thunfisch à 180 g • 2 EL Zitronensaft • 3 EL Olivenöl

Salz, Pfeffer aus der Mühle • Provencekräuter

1

Thunfisch abspülen und abtrocknen. Den Grill vorheizen. Den Fisch mit 1 EL Zitronensaft beträufeln und mit Öl bestreichen. Salzen, pfeffern und mit den Provencekräutern würzen.

2

Den Thunfisch 6–7 Minuten von jeder Seite grillen, noch etwas Zitrone darüberträufeln und sofort servieren.

Fisch-Rezepte

FORELLE BLAU MIT INGWERBUTTER

Zutaten für 4 Portionen:
4 küchenfertige Bach- oder Seeforellen • 2 Zwiebeln • 1 Möhre
100 g Sellerieknolle • 1 Stück Ingwerwurzel (etwa 40 g)
400 ml Weißweinessig • 1 Lorbeerblatt • 1 Nelke • 1 Süßstofftablette
Salz, Pfeffer aus der Mühle • 100 g Butter • 1 unbehandelte Zitrone

1
Forellen innen und außen kalt abspülen. Darauf achten, daß die Schleimschicht auf der Haut nicht weggewaschen wird. Sie gibt dem Fisch später den blauen Schimmer.

2
Zwiebeln schälen und in Scheiben schneiden. Möhre, Sellerie und die Hälfte der Ingwerwurzel putzen und fein würfeln. In einem ovalen Topf den Essig mit 1 1/2 l Wasser mischen.

3
Zwiebeln, Gemüse- und Ingwerwürfel, Lorbeerblatt, Nelke und Süßstoff zufügen. Mit Salz und Pfeffer kräftig würzen, aufkochen und 5 Minuten ziehen lassen.

4
Die Forellen in den Sud legen und 8–10 Minuten bei kleinster Hitze ziehen, aber nicht kochen lassen. Die Temperatur ist richtig, wenn winzige Blasen langsam an die Oberfläche steigen. Der Sud darf nicht sprudeln!

5
Die Butter zerlassen. Die restliche Ingwerwurzel schälen und durch die Knoblauchpresse in die Butter geben. Aufschäumen lassen, mit Salz und etwas abgeriebener Zitronenschale würzen.

6
Die fertigen Forellen aus dem Kochsud heben und auf einer vorgewärmten Platte mit Zitronenspalten anrichten. Die heiße Ingwerbutter dazu servieren.

Zur Forelle passen Pellkartoffeln und Chicoréesalat.

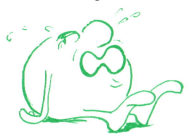

175

HÜHNEREIER

PERFEKTE LEBENSMITTEL

Innerhalb unserer Diät gehören Eier zu den sehr empfehlenswerten Lebensmitteln. Zum einen, weil sie wegen ihrer emulgierenden und lockernden Eigenschaften beim Kochen und Backen kaum zu ersetzen sind. Zum anderen – und dies ist für eine vollwertige Ernährung bei Pilzinfekten wichtig – bieten sie dem Körper das hochwertigste Protein. Die Grundbausteine des Eierproteins, die Aminosäuren, sind für den Körper in der Zusammensetzung günstiger als die jedes anderen Nahrungsmittels, ausgenommen Muttermilch. Daher hat man Eier zur Meßlatte für den Wert von Nahrungseiweiß (Protein) gemacht: Das Hühnerei bekam die Kennzahl 100, Rindfleisch liegt nur bei 92 und Kuhmilch bei 90. Eier sind außerdem eine vorzügliche Quelle für die Mineralstoffe Kalzium und Eisen und dazu noch reich an den Vitaminen A, D, E und der Gruppe der B-Vitamine.

Eier und Cholesterin

Viele Menschen meinen inzwischen – dank einer unsachlich geführten Debatte in den Medien –, Eier seien grundsätzlich schädlich. Tatsächlich ist der Dotter recht fetthaltig und enthält reichlich Cholesterin. Ein mittelgroßes Ei von 60 Gramm Gewicht (Gewichtsklasse 3) liefert etwa 270 Milligramm des Fettbegleitstoffs. Doch selbst bei gefährdeten Menschen mit gestörtem Fettstoffwechsel und einem hohen Cholesterinspiegel kommt es darauf an, was außer Eiern sonst noch auf dem Speisezettel steht.

Ballaststoffreich zu essen ist bei hohem Blutfettspiegel besser, als cholesterinhaltige Lebensmittel zu meiden.

Unsere Anti-Pilz-Diät beispielsweise ist so reich an Ballaststoffen, die den Cholesterinspiegel regulieren helfen, daß es auf ein Ei mehr oder weniger nicht ankommt. Wer wenig Fleisch ißt, selten Wurst oder fetten Käse aufs Brot legt und hauptsächlich von Getreide, Gemüse, Fisch, Pflanzenöl und Hülsenfrüchten lebt, muß sich um seinen Eierkonsum nicht sorgen. Dann schöpfen die Ballaststoffe aus Gemüse und Vollkorngetreide Gallensäure ab, und der Körper benützt das überschüssige Cholesterin, um Nachschub für die Galle herzustellen. Auch die aktiven Omega-Fettsäuren aus Fisch und die ungesättigten

Fettsäuren aus Pflanzenölen regulieren den Fettstoffwechsel. Diese günstigen Stoffe senken den Cholesterinspiegel wirksamer, als es die Vermeidung von cholesterinreichen Lebensmitteln kann. Deshalb für alle Fettempfindlichen: Essen Sie sich täglich an pflanzlichen Lebensmitteln satt, dann können Sie mit gutem Gewissen ab und an ein Frühstücksei und ein dickes Omelett genießen.

Vorsicht vor Salmonellen!

Seit Jahrzehnten ist die Salmonellose in der Massentierhaltung als Dauerproblem bekannt. Aber ein neuer, wohl aus dem Ausland importierter Typ des alten Durchfallerregers quält immer mehr Menschen mit erheblich stärkeren Symptomen als früher. Sind unsere Eier deshalb ungenießbar geworden? Nein. Die Ansteckungsfälle entstanden vor allem, weil das Küchenpersonal in Kantinen, Heimen und Pflegeanstalten bei warmer Witterung Gerichte mit rohen Eiern so lange gelagert hatte, daß die Salmonellen regelrecht ausgebrütet wurden. Damit Sie Eier weiterhin mit Appetit essen können:

- **Eiervorräte im Kühlschrank aufheben.**
- **Für Gerichte, die mit rohem Eigelb oder Eischnee zubereitet werden, nur Eier verwenden, die nicht älter sind als fünf Tage.**
- **Legedatum beachten.**
- **Speisen mit rohen Eiern nie über Nacht aufheben!**
- **Ältere Eier oder Eier, deren Frische Sie nicht beurteilen können, hart kochen oder als Zutat beim Kochen und Backen verwenden.**
- **Werden Eier gründlich erhitzt, haben Salmonellen keine Chance. Dann kann nichts passieren!**
- **Auch ein weichgekochtes Ei birgt keine Gefahren, solange es nicht vorher wochenlang warm gelagert wurde.**

Eier-Rezepte

KRÄUTER-OMELETT

Zutaten für 2 Portionen:

4 Eier • 2 EL Crème fraîche • Salz, Pfeffer aus der Mühle

1 EL Petersilie • 1 EL Schnittlauchröllchen

1/2 TL getrockneter Estragon • 40 g Butter oder Margarine

2 Zwiebeln • 3 Knoblauchzehen

Eier gehören in die Anti-Pilz-Diät, denn sie sind reich an wichtigen Nährstoffen.

1

Die Eier mit Crème fraîche, etwas Salz und Pfeffer verschlagen. Gehackte Petersilie, Schnittlauch und Estragon untermischen.

2

In einer Pfanne das Fett erhitzen. Geschälte, gewürfelte Zwiebeln und zerdrückten Knoblauch darin glasig dünsten. Die Eier hineingeben. Wenn die untere Seite goldbraun gebacken ist, die Kräuter darüberstreuen. Das Omelett zusammenschieben und auf eine vorgewärmte Platte gleiten lassen. Sofort servieren.

WACHSWEICHE EIER AUF KERBEL-KARTOFFEL-PÜREE

Zutaten für 4 Portionen:

3 mehlige Kartoffeln • Salz • 8 Eier • 4–5 EL geschnittener Kerbel

100 g Crème fraîche • Pfeffer aus der Mühle

1

Kartoffeln schälen, in Stücke schneiden und in Salzwasser in 20 Minuten gar kochen.

2

Eier in kochendes Wasser geben, 5 Minuten garen. Herausnehmen, die Schale ringsherum anknicken. Die Eier für 2 Minuten in kaltes Wasser legen und vorsichtig abschälen. Warm halten.

3

Kartoffeln abtropfen lassen und durch die Kartoffelpresse drücken. Kerbel und Crème fraîche mit den zerdrückten Kartoffeln mischen. Mit Salz und Pfeffer abschmecken. Die halbierten Eier auf dem Püree anrichten. Dazu schmeckt Tomaten- oder Möhrensalat.

Eier-Rezepte

OMELETT MIT AVOCADO-CURRY-CREME

Zutaten für 2 Portionen:

2 weiche Avocados • 2 Knoblauchzehen • 200 g Naturjoghurt mit lebenden Kulturen • Salz, Pfeffer aus der Mühle • 4 Eier • 4 EL Schlagsahne • 1 EL Weizenkleie • 2 TL Currypulver • 20 g Butter oder Margarine • Brunnen- oder Gartenkresse zum Anrichten • 2 Tomaten

1

Avocados halbieren, die Kerne herauslösen und das Fruchtfleisch schälen. Mit Knoblauch und Joghurt im Mixer pürieren. Mit Salz und Pfeffer abschmekken. Eier mit Sahne, Weizenkleie und Currypulver verschlagen.

2

Butter oder Margarine teilen und in zwei beschichteten Pfannen schmelzen. Je die Hälfte der verquirlten Eier hineingeben und bei mittlerer Hitze stocken lassen. Die Omeletts zusammenschieben und auf vorgewärmte Teller gleiten lassen. Mit Avocadocreme, Brunnen- oder Gartenkresse und halbierten Tomaten anrichten.

GEKOCHTE EIER AUF SARDELLEN-KNOBLAUCH-PASTE

Zutaten für 2 Portionen:

4 Eier • Essig • Pfeffer aus der Mühle • 1 EL Keimöl • 50 g Sardellen 2 Knoblauchzehen • 1 EL Petersilie • 2 EL Kapern

1

Eier in etwa 8 Minuten hart kochen. Essig, Pfeffer, Öl und Sardellen mit dem Pürierstab mischen. Knoblauch und gehackte Petersilie zufügen und alles pürieren, bis eine glatte, geschmeidige Paste entstanden ist. Kalt stellen.

2

Die Schale der hartgekochten Eier ringsherum anknicken, die Eier für 5 Minuten in kaltes Wasser legen, vorsichtig abschälen. Die Sardellen-Knoblauch-Paste auf einen Teller häufen. Die lauwarmen Eier in Viertel schneiden und rundherum anrichten. Mit Kapern garnieren.

Dazu schmeckt Buchweizengrütze oder gekochter Weizen.

Eier-Rezepte

MÖHREN-EIERKUCHEN MIT SENF-SAHNE

Zutaten für 6 Stück:
5 Eier • 200 g feines Vollkornmehl • 1 EL Haferkleieflocken • 1/2 l Milch
je 1 Prise Natron und Vitamin C • 1/2 TL Salz, Pfeffer aus der Mühle
200 g Möhren • Öl zum Braten • 200 g Crème fraîche
2 EL zuckerfreier Senf • flüssiger Süßstoff • 2 Kästchen Kresse

Übriggebliebene Eierkuchen sind eine leckere Suppeneinlage, wenn man sie in feine Streifen schneidet.

1
Eier trennen. Vollkornmehl und Haferkleieflocken mit Milch, Eigelb, Natron, Vitamin C, Salz und Pfeffer verquirlen. Den Eierkuchenteig 30 Minuten quellen lassen.

2
Möhren schälen, raspeln und unter den Teig mischen. Eiweiß zu steifem Schnee schlagen und unter den Teig heben.

3
In einer beschichteten Pfanne in heißem Öl nacheinander sechs dicke Eierkuchen backen und warm stellen.

4
Crème fraîche mit Senf verrühren. Mit Süßstoff und Salz kräftig abschmecken. Die Möhren-Eierkuchen mit Senf-Sahne und Kresse anrichten.

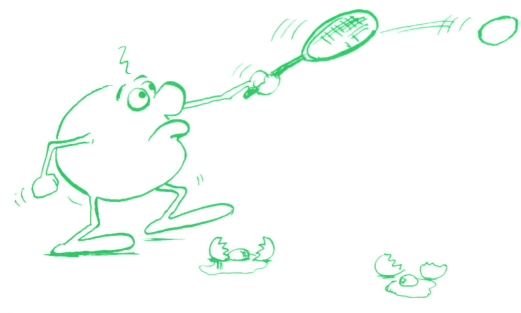

Eier-Rezepte

Eierkuchen mit Sesam

Zutaten für 2 Portionen:
250 ml Milch • 40 g Butter oder Margarine • 3 Eier
80 g Dinkel- oder Weizenvollkornmehl • 1 TL Weizenkleie
1 EL Haferkleieflocken • 1 EL Sesamsaat • 1–2 EL salzige Sojasauce
1 EL Petersilie • Öl zum Braten

1
Milch, flüssiges Fett, Eier, Mehl, Weizenkleie und Haferkleieflocken im Mixer oder mit dem Pürierstab zu einem glatten Pfannkuchenteig aufschäumen. 30 Minuten zum Quellen beiseite stellen.

2
Sesam, Sojasauce und gehackte Petersilie unterrühren. Öl in einer beschichteten Pfanne erhitzen. Mit einer Kelle etwas vom Teig in die Pfanne geben und so schwenken, daß er dünn auseinanderläuft und der Pfannenboden bedeckt ist.

3
Die Pfannkuchen nacheinander goldbraun backen und übereinanderlegen, damit sie nicht austrocknen. Eventuell im Backofen bei 75 Grad warm halten.
Dazu schmeckt Zwiebelgemüse oder Spinat.

Zu den Sesam-Eierkuchen paßt gut Zwiebelgemüse oder Spinat.

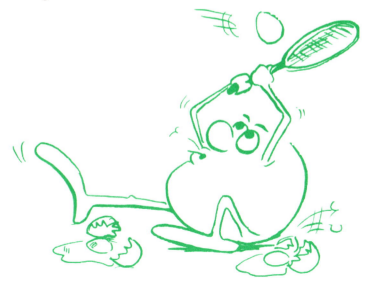

Eier-Rezepte

EIERKUCHEN MIT KRÄUTERPESTO

Zutaten für 4 Portionen:

200 g Hirse • 1/2 l Brühe • 2 Bund glatte Petersilie • 1 Bund Schnittlauch

1/2 TL getrockneter Thymian • Salz • 50 g Mandeln

80 g frischgeriebener Parmesankäse • 150 ml Kürbiskern- oder

kaltgepreßtes Sonnenblumenöl • Salz • 100 g Schlagsahne

4 EL passierte Tomaten (aus der Dose) • 3 Eier • Öl zum Braten

1

Hirse mit der Brühe aufkochen. Bei sehr milder Hitze 20 Minuten quellen lassen, von der Kochstelle nehmen. Im geschlossenen Topf 15 Minuten quellen lassen.

2

Für das Pesto die Petersilienblättchen abzupfen. Schnittlauch in Röllchen schneiden. Mit Thymian, Salz, Mandeln, 50 g Käse und Öl im Mixer zu einer Paste pürieren. Mit Salz nachwürzen.

3

Sahne, passierte Tomaten, Eier und restlichen Käse mit der Hirse mischen. Öl in der Pfanne erhitzen und je 2 EL von der Mischung zu flachen Eierkuchen darin verstreichen und hellbraun braten. Die Eierkuchen mit dem Kräuterpesto anrichten.

RÜHREIER MIT LACHS UND KAVIAR

Wenn die Eiermasse in der Pfanne zu stocken anfängt, muß man sie mit dem Pfannheber immer wieder vom Pfannenboden lösen.

Zutaten für 2 Portionen:

4 Eier • 4 EL Schlagsahne • 1 EL Haferkleie

50 g Butter oder Margarine • Pfeffer aus der Mühle

100 g Räucherlachs in Scheiben • 1 EL Crème fraîche

25 g Lachs- oder Forellenkaviar

1

Eier in einer Schüssel aufschlagen. Schlagsahne und Haferkleie zufügen und kräftig verrühren.

2

Fett in einer Pfanne schmelzen, Eier hineingeben. Mit Pfeffer würzen. Lachsscheiben in Streifen schneiden. Rühreier mit Crème fraîche, Lachsstreifen und Kaviarhäufchen anrichten.

RÜHREIER MIT KRABBEN-ZWIEBEL-SAUCE

Zutaten für 4 Portionen:
3 Zwiebeln • 200 ml Fleisch- oder Gemüsebrühe
Salz, Pfeffer aus der Mühle • 75 g Butter • 250 g Krabbenfleisch
6 Eier • 1 EL Haferkleieflocken • 1 Bund Dill

1
Zwiebeln schälen und fein würfeln. Mit der Brühe in einen Topf geben. Bei kleiner Hitze kochen lassen, bis die Flüssigkeit fast verdampft ist und die Zwiebeln gar sind.

2
Die Zwiebelsauce mit Salz und Pfeffer sparsam würzen und die Hälfte der Butter in Flöckchen unterrühren. Das Krabbenfleisch zugeben und in der Zwiebelsauce warm halten.

3
Die Eier mit Haferkleieflocken und 2 EL Wasser verquirlen, salzen und pfeffern. Restliche Butter in einer beschichteten Pfanne schmelzen. Die Eier hineingießen, wenn die Masse zu stocken anfängt, mit dem Pfannheber immer wieder vom Pfannenboden lösen.

4
Die Rühreier auf eine vorgewärmte Platte geben, mit der Krabbensauce übergießen, mit feingeschnittenem Dill bestreuen. Sofort servieren.

Grüner Salat paßt gut zu Rühreiern.

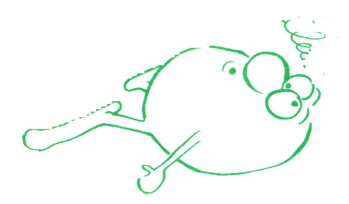

Eier-Rezepte

RÜHREIER MIT SAUERAMPFER

Zutaten für 2 Portionen:

250 g Sauerampfer • 100 ml Schlagsahne • Salz, Pfeffer aus der Mühle

3 Eier • 1 EL Crème fraîche • 1 EL Haferkleieflocken

30 g Butter oder Margarine

1

Sauerampferblättchen abzupfen, waschen und tropfnaß bei großer Hitze in einem Topf unter Rühren zusammenfallen lassen. Die Schlagsahne einrühren, mit Salz, Pfeffer würzen. Warm stellen.

2

Eier in einer Schüssel aufschlagen, mit etwas Pfeffer, Crème fraîche und Haferkleieflocken kräftig verrühren.

3

Fett in einer beschichteten Pfanne zerlassen. Die Eier hineingeben. Wenn die Masse zu stocken anfängt, mit dem Pfannheber immer wieder vom Pfannenboden lösen.

4

Sauerampfer auf zwei Teller verteilen. In die Mitte die Rühreier geben.
Dazu paßt Roggenschrotbrot.

KÄSEOMELETT

Zutaten für 4 Portionen:

6 Eier • 3 EL Crème fraîche • Salz, Pfeffer aus der Mühle • 100 g geriebener Käse • 1 EL gehackte Petersilie • 30 g Butter oder Margarine

Zum Käseomelett schmeckt Zwiebelgemüse oder Gemüserisotto.

1

Eier trennen, Eiweiß kalt stellen. Eigelb, Crème fraîche, Salz und Pfeffer gut verrühren.

2

Das Eiweiß zu Schnee schlagen. Erst den Eischnee, dann den Käse und die Petersilie unter die Eigelbmasse heben.

3

Fett in einer Pfanne erhitzen, die Eiermischung hineingießen und Deckel auflegen. Hitze verringern, das Omelett von der Unterseite hellgelb backen.
Das Omelett zusammenklappen, auf eine vorgewärmte Platte gleiten lassen, sofort servieren.

Eier-Rezepte

GEFÜLLTE EIER MIT THUNFISCH

Zutaten für 4 Portionen:
6 Eier • 80 g Salatmayonnaise • 100 g Thunfisch aus der Dose
1 EL Petersilie • 1/2 EL Zitronensaft
Salz, Pfeffer aus der Mühle • 1/2 Kopf Eisbergsalat • 4 Tomaten
8 Sardellenfilets • 100 g Oliven

1
Die Eier in etwa 8 Minuten hart kochen, die Schale ringsherum anknicken, für 5 Minuten in kaltes Wasser legen.

2
Die Eier schälen, längs halbieren und die Dotter vorsichtig herauslösen.

3
Mayonnaise und Thunfisch mit dem Pürierstab zu einer glatten Creme pürieren. Gehackte Petersilie und Zitronensaft dazugeben, mit Salz und Pfeffer würzen. Die Mischung mit einem Löffel in die Eihälften füllen.

4
Den Eisbergsalat waschen, trocknen und in feine Streifen schneiden. Auf eine Servierplatte geben und die gefüllten Eier darauf anrichten. Tomaten waschen, vierteln und auf die Platte geben.

5
Die ausgelösten Eidotter durch ein Sieb oder die Knoblauchpresse direkt auf die gefüllten Eihälften drücken. Den Salat mit Sardellenfilets und Oliven garnieren.

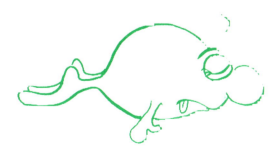

Eier-Rezepte

Eierhaber

Zutaten für 4 Portionen:
200 g Weizenvollkornmehl • 50 g Hirseflocken • 1/2 TL Salz
4 Eier • 1/4 l Milch • 1 EL Schnittlauchröllchen • 2 EL Petersilie
Keimöl zum Braten • 20 g Butter oder Margarine

1

Mehl, Hirseflocken, Salz, Eier und Milch mit so viel Wasser verrühren, daß ein dicker Eierkuchenteig entsteht. Schnittlauch und gehackte Petersilie untermischen. 20 Minuten quellen lassen.

2

Zum Eierhaber schmecken Salat und gebratenes Fleisch oder Spinat.

Den Backofen auf 200 Grad (Gasherd: Stufe 3/Umluft: 180 Grad) vorheizen. Öl in einer beschichteten Pfanne auf der Kochplatte erhitzen. So viel Teig hineingeben, daß der Pfannenboden etwa 1 cm hoch bedeckt ist.

3

Den Eierkuchen bei mittlerer Hitze braten, bis die Unterseite hellbraun ist. Mit zwei Gabeln in kleine Stücke zerreißen.

4

Etwas Butter oder Margarine zugeben und die Pfanne in den Ofen schieben. Den Eierhaber goldbraun überbacken.

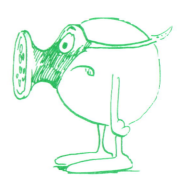

SOLEIER

Zutaten für 6 Portionen:
100 g Salz • 2 Lorbeerblätter • 2 EL Senfkörner • 2 Nelken
2 Pimentkörner • 12 Eier

1
Etwa 1 1/2 l Wasser mit Salz, Lorbeerblättern, Senfkörnern, Nelken und Piment zum Kochen bringen und auf der Kochstelle erkalten lassen.

2
Eier mit einer Nadel am stumpfen Ende einstechen, damit sie nicht platzen. In kochendem Wasser 10 Minuten hart kochen. Die Eierschalen ringsherum mehrfach anknicken.

3
Eier in ein hohes Gefäß legen und mit der Gewürz-Salz-Lake bedecken. Mindestens zwei Tage durchziehen lassen. Zugedeckt kühl aufbewahren.

Tip: Die Soleier halten sich etwa 14 Tage und können für den kleinen Hunger zwischendurch bereitstehen. Soleier schmecken sehr gut zu gemischten Salaten oder einfach mit Senf zu gutem Sauerteig-Roggenschrotbrot mit Butter.

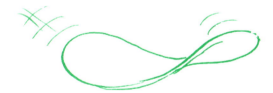

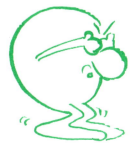

KÖSTLICHE SAUCEN

SAUCEN FÜR DIE ANTI-PILZ-DIÄT

Wer heftig von Pilzen befallen ist, sollte in den ersten Wochen der Behandlung möglichst wenig Kohlenhydrate zu sich nehmen, die auch für Pilze konsumierbar sind. Deshalb finden Sie hier eine Auswahl an Saucen, die ganz ohne kohlenhydratreiche Bindemittel wie Stärke, Mehl oder Instant-Saucenbinder und ohne Zucker auskommen und trotzdem gut schmecken.

MAYONNAISE

Fertig gekaufte Mayonnaise enthält sehr häufig Zucker. Bitte beachten Sie die Zutatenliste auf dem Glas oder der Tube.

Zutaten für etwa 6 Portionen:
2 Eidotter von ganz frischen Eiern • Salz, Pfeffer aus der Mühle
1/4 l Keimöl • Essig oder Zitronensaft • flüssiger Süßstoff
Salz, Pfeffer aus der Mühle

1 Eidotter mit Salz und Pfeffer in eine Schüssel geben und mit den Quirlen des Handrührgerätes kurz verrühren.

2 Das Öl in dünnem Strahl dazugießen und dabei schlagen, bis eine dicke helle Creme entstanden ist. Mit Essig oder Zitronensaft, Süßstoff, Pfeffer und Salz würzen.

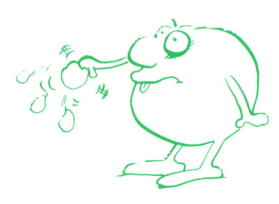

Köstliche Saucen

ZITRONENSAUCE

Zutaten für 4 Portionen:
4 Eigelb und 1 Ei • Salz • 5 EL Zitronensaft • Pfeffer aus der Mühle evtl. 1–2 EL Brühe

1
Die Eigelb und das Ei in einen Topf geben, auf die Kochplatte setzen und die kleinste Stufe einstellen. Beim Gasherd den Topf ins heiße Wasserbad setzen, denn Eier gerinnen bei zu großer Hitze sofort.

2
Die Eier mit einer Prise Salz schaumig schlagen und dabei löffelweise Zitronensaft zugeben. So lange schlagen, bis der Schaum feinporig und dicklich wird. Sollte sich am Topfboden eine Schicht bilden, den Topf auf die benachbarte kalte Kochplatte ziehen und eine Weile weiterschlagen.

3
Die Sauce mit Salz und Pfeffer kräftig würzen und servieren, wenn sie cremig geworden ist. Sollte sie zu fest geraten, etwas Brühe oder heißes Wasser unterrühren.

Tip: Zitronensauce schmeckt vorzüglich zu gekochten Möhren, Blumenkohl, Kohlrabi, Spinat und Rosenkohl. Sie ist auch gut zu Räucherlachs und Pellkartoffeln, gedünstetem Fisch, Krustentieren oder Geflügelfleisch.

Zitronensauce paßt zu Gemüsegerichten ebensogut wie zu Fisch und Fleisch.

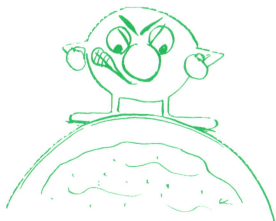

Köstliche Saucen

ZITRONENBUTTER

Zutaten für 4 Portionen:

80 g Butter • 1 kleines Bund Basilikum • 1 unbehandelte Zitrone

(oder Limette) • Salz, Pfeffer aus der Mühle

1

Die weiche Butter mit einem Schneebesen cremig schlagen. 2/3 des Basilikums fein hacken. 1/4 TL Zitronenschale fein abreiben und 1/2 Zitrone auspressen. Die Butter mit Basilikum, der Zitronenschale, 2 TL Zitronensaft, Salz und Pfeffer verrühren.

2

Die Mischung auf ein Stück Aluminiumfolie häufen. Mit Hilfe der Folie zu einer Rolle formen und kalt stellen. Die Butter in Scheiben schneiden und mit den restlichen Basilikumblättern anrichten.

ESTRAGONSAUCE

Zutaten für 3 Portionen:

300 ml Rinderbrühe • 1 unbehandelte Zitrone • 1 Zwiebel

1/2 Bund frischer Estragon • Salz, Pfeffer aus der Mühle

50 g Butter (gut gekühlt)

Diese helle, cremige Sauce paßt gut zu gekochtem Fleisch oder Fisch, Krebstieren und zu allen hellen Gemüsesorten.

1

Brühe mit etwas Zitronenschale und gewürfelter Zwiebel in einem weiten Topf oder einer Pfanne aufkochen. Dabei etwa 1/3 der Flüssigkeit verdampfen lassen.

2

Feingeschnittenen Estragon, Salz und Pfeffer zufügen und etwa 5 Minuten bei kleiner Hitze köcheln.

3

Durch ein Haarsieb gießen und wieder zum Kochen bringen. Die kalte Butter stückchenweise mit einem Schneebesen unterschlagen. Mit Zitronensaft, Salz und Pfeffer nachwürzen.

Köstliche Saucen

FRISCHE TOMATENSAUCE

Zutaten für 2 Portionen:

400 g Fleischtomaten • 1 TL Zitronensaft • Salz, Pfeffer aus der Mühle
120 ml Olivenöl • 1 Messerspitze Biobin (Reformhaus, Apotheke)
1 Stiel Basilikum

1

Tomaten vierteln, entkernen und im Mixer pürieren. Zitronensaft, Salz und Pfeffer zugeben. Weitermixen und das Öl tropfenweise zufügen.

2

Wenn nötig, die Sauce zum Andicken mit Biobin verrühren. Die Sauce bei kleiner Hitze erwärmen. Nicht kochen. Mit geschnittenem Basilikum anrichten.

Die Tomatensauce schmeckt gut zu gebratenem Fisch, zu Auberginen oder zu Zucchini.

SAUCE HOLLANDAISE

Zutaten für 4 Portionen:

1 Zwiebel • 150 g Butter • 3 Eigelb • Salz, Pfeffer aus der Mühle
100 ml Kalbsfond (aus dem Glas) • 1/2 Zitrone

1

Zwiebel schälen und würfeln. Butter in einer kleinen Kasserolle zerlassen. Eigelb in einer hitzefesten Schüssel mit Salz und Pfeffer verrühren.

2

Kalbsfond und Zitronensaft mit Zwiebelwürfeln zum Kochen bringen. Im offenen Topf bis auf etwa ein Drittel einkochen und durch ein Haarsieb gießen.

3

Die heiße Flüssigkeit unter ständigem Rühren zum Eigelb in die Schüssel gießen. Die Schüssel in ein heißes Wasserbad setzen und schlagen, bis die Mischung dicklich wird.

4

Die flüssige Butter tropfenweise unter ständigem Rühren dazugeben. Bis zum Servieren im Wasserbad warm halten.

Sehr edel und wunderbar gehaltvoll zu gekochtem Gemüse mit Pellkartoffeln oder zu Fisch.

191

Köstliche Saucen

SENF-SAHNE-SAUCE

Zutaten für 4 Portionen:

3 Zwiebeln • 120 ml Fleischbrühe • 1–2 EL zuckerfreier Senf
200 g Schlagsahne • Salz, Pfeffer aus der Mühle • flüssiger Süßstoff

Zu gekochtem Fisch, zu Eiern und Pellkartoffeln schmeckt die Senf-Sahne-Sauce am besten.

1

Zwiebeln schälen und würfeln. Mit Brühe kochen, bis die Zwiebeln gar sind und die Flüssigkeit fast verdampft ist.

2

Senf und Sahne zufügen und wiederum etwas einkochen lassen. Mit Salz, Pfeffer und Süßstoff würzen.

FRANKFURTER GRÜNE SAUCE

Zutaten für 4 Portionen:

3 hartgekochte Eier • 6 EL Öl • 150–200 g frische Kräuter (zum Beispiel
Dill, Kresse, Kerbel, Borretsch, Schnittlauch, Sauerampfer, Petersilie,
Pimpernelle, Estragon) • 150 g saure Sahne oder 1 Becher Naturjoghurt
mit lebenden Kulturen • 2 EL Zitronensaft • 1 TL zuckerfreier Senf
Salz, Pfeffer aus der Mühle • flüssiger Süßstoff

1

Eier schälen und halbieren. Die Dotter herauslösen, durch ein Sieb streichen und mit dem Öl cremig rühren. Alle Kräuter waschen, trocknen, hacken. Mit saurer Sahne oder Joghurt unter die Sauce rühren.

2

Die Sauce mit Zitronensaft, Senf, Salz, Pfeffer und etwas flüssigem Süßstoff abschmecken. Bis zum Servieren in den Kühlschrank stellen.

Tip: Frankfurter Grüne Sauce gehört als klassische Beilage zu gekochtem Rindfleisch. Vegetarier essen sie gern zu Pellkartoffeln, gekochten Möhren und Fenchel.

Köstliche Saucen

PERSILLADE

Zutaten für 4 Portionen:
1 Bund glatte Petersilie • 2 Knoblauchzehen • 1/2 unbehandelte Zitrone
Salz

Petersilie mittelfein und Knoblauch sehr fein hacken. Die Zitronenschale fein abreiben. Alles vermischen, eventuell salzen und bei Tisch über das fertige Gericht streuen.

Tip: Diese würzige Kräutermischung ergänzt – frisch zubereitet – Gemüsesuppen und Eintöpfe, Fisch- und helle Fleischgerichte vorzüglich.

KRÄUTERBUTTER

Zutaten für etwa 15 Portionen:
250 g weiche Butter • 1 Knoblauchzehe • 2 Zwiebeln
5 EL Kräuter (z.B. Petersilie, Kerbel, Dill, Schnittlauch)
Salz, Pfeffer aus der Mühle

1
Etwas Butter in einer Pfanne schmelzen. Zerdrückten Knoblauch und feingewürfelte Zwiebeln darin glasig dünsten und abkühlen lassen.

2
Die restliche weiche Butter mit gehackten Kräutern, Knoblauch und Zwiebelwürfeln mischen, mit Salz und Pfeffer würzen.

3
Eine Rolle formen, in Pergamentpapier wickeln, kalt stellen und zum Servieren in Scheiben schneiden.

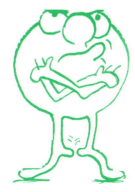

193

Köstliche Saucen

PETERSILIENBUTTER

Die Petersilienbutter verfeinert jedes gekochte Gemüse und paßt außerdem zu gegrilltem Fleisch und Fisch.

Zutaten für etwa 6–8 Portionen:

125 g weiche Butter • 1 Bund glatte Petersilie

1 unbehandelte Zitrone • Salz, Pfeffer aus der Mühle

1

Die Butter mit den Quirlen des Handrührers cremig rühren. Petersilie fein hacken. Zusammen mit der abgeriebenen Schale einer Zitrone unter die Butter rühren. Mit Salz und Pfeffer abschmecken.

2

Die Butter mit dem Pürierstab aufschlagen, dabei so viel Zitronensaft dazugeben, bis eine glatte luftige Creme entstanden ist.

Tip: Kräuter- und Petersilienbutter sind gut für den Vorrat, halten sich eine Woche im Kühlschrank und lassen sich gut einfrieren. Haltbarkeit: 3 Monate.

SCHARFE MANDELSAUCE

Mandelsauce paßt gut zu Fisch und Muscheln, aber auch zu Pellkartoffeln und gekochtem Weißkohl oder Wirsing.

Zutaten für 4 Portionen:

50 g Mandeln • 1 Tomate • 2 Knoblauchzehen • Cayennepfeffer

1/2 TL Salz • 3 EL Zitronensaft • 120 ml Olivenöl

Pfeffer aus der Mühle • evtl. 1 Spritzer flüssiger Süßstoff

1

Die Mandeln grob hacken, in einer Pfanne ohne Fett kurz anrösten und im Mixer fein mahlen. Die Tomate entkernen, zufügen und kurz durchpürieren.

2

Die zerdrückten Knoblauchzehen, eine kräftige Prise Cayennepfeffer, Salz und Zitronensaft untermischen.

3

Das Öl mit einem Schneebesen in feinem Strahl einlaufen lassen und dabei weitermixen. Die cremige Sauce mit Salz, Pfeffer und eventuell einem Hauch Süßstoff abschmecken.

Pesto

Zutaten für 6 Portionen:
20 g geschälte Mandeln (ersatzweise Pinien- oder Cashewkerne)
75 g Basilikum • 1/2 TL Salz • 3 Knoblauchzehen
75 g frischgeriebener Parmesankäse • 4–6 EL Olivenöl
Pfeffer aus der Mühle

1
Die Nußkerne in einer trockenen Pfanne leicht anrösten. Die Basilikumblätter von den Stielen zupfen, waschen und in einer Salatschleuder trockenschleudern.

2
Salz, geschälte Knoblauchzehen, die grob zerschnittenen Basilikumblätter und die Nußkerne in einen Mörser oder einen Mixer geben.

3
Die Zutaten entweder mit dem Stößel im Mörser oder im Mixer zu einer gleichmäßigen Paste zerstoßen. Parmesankäse untermischen.

4
Die Paste in eine Schüssel umfüllen. Das Öl unterrühren und die Sauce mit Salz und Pfeffer abschmecken.

Ein Löffel der cremigen Paste verfeinert gekochtes Gemüse und Fisch. Pesto paßt sogar gut zu gekochtem Getreide.

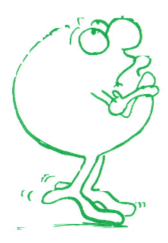

Köstliche Saucen

Scharfe Knoblauchsauce

Zutaten für 4 Portionen:

6 Knoblauchzehen • 1 Chilischote • 1 Bund glatte Petersilie

1/2 TL abgeriebene Zitronenschale • 100 ml Olivenöl • Salz

Diese aromatische Ölsauce schmeckt wunderbar zu gekochtem Gemüse und Kartoffeln.

1

Knoblauchzehen schälen. Petersilie waschen, trockentupfen und hacken. Die Chilischote halbieren, entkernen. Fruchtfleisch eventuell für kurze Zeit in kaltes Wasser legen, so wird die Sauce etwas milder.

2

Das Öl erhitzen und den Knoblauch darin bei kleiner Hitze braten, bis er hell gebräunt und weich geworden ist. Die Knoblauchzehen herausheben und fein zerdrücken.

3

Chili hacken, mit gehackter Petersilie, Zitronenschale und dem Knoblauchmus in das heiße Öl geben. Gut verrühren, mit wenig Salz würzen und sofort servieren.

Walnuss-Sauce

Zutaten für 6 Portionen:

100 g Walnußkerne • 3 Sardellenfilets • 150 ml Olivenöl

etwa 3 EL Zitronensaft • Pfeffer aus der Mühle

1

Die Walnußkerne und die Sardellenfilets im Mörser zu einer Paste zerstoßen oder im Mixer fein pürieren. Das Öl mit der Hälfte des Zitronensafts verquirlen und unterrühren.

2

Die Sauce mit dem restlichen Zitronensaft und Pfeffer abschmekken.

Tip: Walnuß-Sauce schmeckt zu gedünstetem Fisch, zu gekochtem Getreide und zu Kartoffeln. Macht sich besonders gut zu gebratenen Paprikaschoten oder Auberginen.

MILCHPRODUKTE

IST MILCH GUT FÜR PILZKRANKE?

Milch besteht zwar mit 87 Prozent hauptsächlich aus Wasser, hat aber eine Menge hochinteressanter Nährstoffe zu bieten, die für Menschen mit einer Pilzerkrankung nützlich sein können. Neben den Vitaminen A, Beta-Karotin, C, D, E, K und einem fast vollzähligen Satz der B-Vitamine stecken nahezu alle wichtigen Mineralstoffe und Spurenelemente in der Flüssigkeit. Außerdem enthält Milch hochwertiges Eiweiß und drei bis fünf Prozent Fett. Der enthaltene Milchzucker hilft dem Körper, das für die Knochen so wichtige Kalzium besser zu nutzen. Und schließlich schafft er im Darm ein günstiges Klima für die erwünschten »guten« Mikroben und verdrängt so krank machende Pilze aus der Darmflora. Milch ist also ein hochwertiges Lebensmittel in flüssiger Form, das Sie in Ihren täglichen Speisezettel einbauen sollten. Nur gegen den Durst trinken Sie besser Mineralwasser!

Ist Joghurt günstig?

Das säuerliche Milchprodukt enthält – ebenso wie Milch – knochenstärkendes Kalzium und hochwertiges Eiweiß. Seine Milchsäure schützt unsere Darmflora vor schädlichen Veränderungen. Dies gilt natürlich nur für ungesüßte Joghurtsorten ohne Fruchtzusätze. Bei süßen Produkten profitieren die Pilzkolonien im Darm vom Zuckergehalt und wachsen munter weiter. Die günstige Wirkung auf die Darmflora ist also nur bei zuckerfreiem Naturjoghurt mit lebenden Bakterienkulturen garantiert.

Manche Menschen leiden nach dem Genuß von Milch unter Durchfällen. Ihnen fehlt ein spezielles Enzym zur Verdauung. Sie müssen auf den Verzehr von Milch verzichten.

Sauermilchprodukte

Spezialitäten aus gesäuerter Milch wie Dickmilch, Quark, Buttermilch und Kefir sind innerhalb der Anti-Pilz-Diät sehr erwünscht. Im Gegensatz zur Trinkmilch kommen Unverträglichkeiten und Verdauungsprobleme bei Sauermilchprodukten selten vor. Die Milchsäure trägt sogar zum reibungslosen Funktionieren des Darms bei und sorgt für eine gesunde Darmflora: Sie schafft im Verdauungskanal ein saures Milieu, das »gute« Darmbakterien gerne mögen. Diese Bakterien stimulieren das Immunsystem an der Darmschleimhaut. So können Bakterien und körpereigene Abwehrkräfte die Pilze zurückdrängen.

Schlagsahne

Innerhalb einer Anti-Pilz-Diät ist ein Löffel Sahne hin und wieder durchaus erlaubt. Weil die Vitamine A und D ausschließlich im Fett der Milch stecken, ist die fettreiche Sahne dafür eine besonders gute Quelle. Aber übertreiben sollten Sie Ihre Lust auf cremige Saucen und sahnige Desserts nicht, denn das Milchfett ist ungünstig zusammengesetzt. Es besteht zu mehr als zwei Dritteln aus gesättigten Fettsäuren.

Sojamilch ist als Milchersatz nicht geeignet. Verwenden Sie sie nur nach Absprache mit einem Arzt, wenn Sie allergisch auf Inhaltsstoffe der Milch reagieren.

Die nützlichen mehrfach ungesättigten Fettsäuren kommen in der Sahne nur in Spuren vor. Wenn Sie einen gesunden Stoffwechsel haben und nicht zu dick sind, gönnen Sie sich ruhig einen Schuß Sahne, aber sorgen Sie für Ausgleich: Bereiten Sie Gemüse und Salat mit hochwertigen Pflanzenölen zu.

Meiden Sie fette Wurst und Käse. Wer unter einem gestörten Fettstoffwechsel leidet, sollte möglichst selten mit fetter Sahne kochen.

Gehört Käse in die Diät?

Es kommt darauf an, ob Sie neben Käse auch noch bei anderen tierischen Lebensmitteln reichlich zugreifen. In älteren amerikanischen Veröffentlichungen über eine günstige Ernährungsweise bei Pilzerkrankungen waren oft alle Kohlenhydrate kompromißlos verboten. So kam es geradezu automatisch zu einer sehr eiweiß- und fettreichen Ernährungsweise mit großen Mengen Fleisch, Wurst – und natürlich Käse. Heute lehnen alle führenden Ernährungsexperten eine solche einseitige Diät ab. Wenn Sie Quark und Käse gern essen und als Ihre Hauptlieferanten für Eiweiß in die Diät einplanen, verzichten Sie dafür besser auf andere tierische Lebensmittel wie beispielsweise Fleisch und Wurst. Dann ist Ihre Ernährung ausgewogen.

Rezepte mit Milchprodukten

EINGELEGTER MOZZARELLA

Zutaten für 6 Portionen:

500 g Mozzarellakäse • 1 rote Chilischote • je 1 Zweig frischer Rosmarin und Thymian • 3–4 Knoblauchzehen • etwa 1/4 l Öl

1

Den Mozzarella abtropfen lassen und auf Küchenpapier zum Trocknen ausbreiten.

2

Die Chilischote entkernen und das Fruchtfleisch in hauchdünne Streifen schneiden. Die Rosmarinnadeln abzupfen und fein hakken. Den Knoblauch abziehen und in Scheiben schneiden.

3

Mozzarella in ein enges Gefäß schichten, dabei Chili, Rosmarin und Knoblauch zwischen die Kugeln streuen. Mit soviel Öl übergießen, daß der Käse bedeckt ist. Über Nacht durchziehen lassen. Der Käse schmeckt gut zu einer Rohkostplatte und Pellkartoffeln oder zu Getreidegerichten. Er hält sich im Kühlschrank etwa 5 Tage.

Wenn der Käse gegessen ist, übriggebliebenes Öl zum Gemüseschmoren oder für ein Salatdressing weiterverwenden.

QUARK-GNOCCHI

Zutaten für 5 Portionen:

400 g Speisequark (10 Prozent Fett) • 300 g Kartoffeln • 1 Ei • Salz Muskat • 1 EL Sojamehl • eventuell 2 EL Haferkleieflocken Butterschmalz oder Öl zum Braten

1

Den Quark auf einem Sieb 1–2 Stunden abtropfen lassen. Die Kartoffeln in der Schale kochen, noch heiß abziehen und durch eine Kartoffelpresse drücken.

2

Kartoffeln mit Quark, Ei, Salz und einer Prise Muskat verrühren. Den Teig 10 Minuten ruhen lassen. Falls er sich dann noch

sehr klebrig anfühlt, etwas Haferkleie unterkneten.

3

Butterschmalz oder Öl in einer beschichteten Pfanne erhitzen. Aus dem Quarkteig kleine längliche Klöße formen und bei mittlerer Hitze von jeder Seite 3 Minuten braten.

Zu Quark-Gnocchi schmecken geschmorte Schalotten, Paprikagemüse oder Wirsinggemüse.

SÜSSIGKEITEN OHNE ZUCKER

KÜNSTLICHE SÜSSE IST ERLAUBT

Wenn Sie beim Einkaufen auf die Zutatenliste schauen, um sicher zu sein, daß Sie nur zuckerfreie Produkte kaufen, dürfen Süßstoffe wie Saccharin, Cyclamat, Aspartam und Acesulfam durchaus enthalten sein. Süßstoffe sind frei von Zucker und Kohlenhydraten und daher für Pilze ungenießbar. Innerhalb Ihrer Diät können Sie die synthetische Süße also unbesorgt verwenden. Sie ist – auch wenn das immer wieder kontrovers diskutiert wird – gesundheitlich unbedenklich.

Wieviel Süßstoff darf man nehmen?

Die Weltgesundheitsorganisation (WHO) hat aber eine Obergrenze für den täglichen Verzehr empfohlen und den sogenannten ADI-Wert (Acceptable Daily Intake = lebenslang unbedenklicher Tagesverzehr) herausgegeben. Diese maximale tägliche Menge ist allerdings bei allen genannten Süßstoffsorten so groß, daß kaum ein Konsument mit normalen Eßgewohnheiten in die Nähe dieses Limits gelangt. Aus geschmacklichen Gründen ist es aber besser, die süßen Produkte sparsam zu dosieren. Immerhin liegt ihre Süßkraft 35- bis 3000mal höher als die von Zucker, und wer zu reichlich davon nimmt, wird wegen des unangenehmen penetranten Geschmacks das Gesicht verziehen.

Vorsichtig dosieren: Die Süßkraft von synthetischen Süßstoffen liegt 35- bis 3000mal höher als die von Zucker.

Bei uns in Deutschland sind folgende Süßstoffe erlaubt: Saccharin, Cyclamat, Aspartam und Acesulfam. Sie stecken in vielen Fertigprodukten und Getränken. Für einen angenehm süßen, ausgewogenen Geschmack verwendet die Industrie heute zunehmend Mischungen aus unterschiedlichen Süßstoffen. Pur finden Sie die zuckerfreien Süßen nur in zwei Verwendungsformen: als Tabletten oder flüssig. Tabletten bestehen entweder aus reinem Aspartam oder aus einer Mischung von Cyclamat und Saccharin. Auch flüssiger Süßstoff enthält eine Mischung von Cyclamat und Saccharin. Nur Streusüße kaufen Sie besser nicht. Sie enthält neben dem Süßstoff Aspartam als Füllmittel Maltodextrin und ist dadurch für eine Anti-Pilz-Diät unbrauchbar.

Warum kein Obst?

Obst ist süß, also reich an Zucker (Fruchtzucker), und damit für die Pilze im Darm eine höchst willkommene Mahlzeit. Auch Säfte sollten Sie wegen des hohen Zuckergehalts für die Dauer der Anti-Pilz-Diät streichen. Neben dem natürlichen Fruchtzucker der verwendeten Obstsorten darf nämlich selbst hochwertigem Fruchtsaft zusätzlich Süßes beigemengt werden.

Der spezielle Zucker der Früchte besteht nur aus einem Molekül und ist daher für Pilze besonders leicht konsumierbar. Verzichten Sie besser für die Zeit Ihrer Diät auf jede Art von Obst. Das gilt für frische Früchte ebenso wie für tiefgekühlte, getrocknete oder Konserven. Früchte liefern zwar einen positiven Beitrag zur ausgewogenen Ernährung, doch sind sie keineswegs unersetzlich. Gemüse bietet die nötigen Vitamine, Mineral- und Ballaststoffe ebenfalls und dazu noch viele andere günstige Substanzen, die auch im Obst stecken. Essen Sie mindestens eine Portion Gemüse täglich und – wenn es geht – obendrein noch eine Portion Rohkost oder Salat. Dann müssen die Pilze bald weichen.

Süßstoffe sind für Pilze ungenießbar! Sie können sich Ihre Diät damit ganz nach Wunsch »versüßen«.

Aspartam verträgt nicht jeder

Für eine kleine Gruppe von Menschen ist das an sich günstige Aspartam ungesund. Die Aminosäure Phenylalanin, ein Bestandteil des Süßstoffs und vieler eiweißreicher Lebensmittel, können Menschen mit der angeborenen Stoffwechselkrankheit Phenylketonurie nicht verarbeiten. Ein Hinweis darauf steht auf jeder Aspartampackung und auf allen aspartamgesüßten Lebensmitteln.

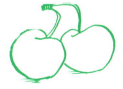
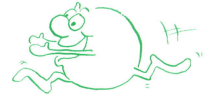

Rezepte für Süßigkeiten

JOGHURT-EIS

Zutaten für 4 Portionen:

300 g Naturjoghurt mit lebenden Kulturen • 1 Messerspitze gemahlene Vanille oder einige Tropfen Zitronenaroma • 2 EL Mascarpone (italienischer Frischkäse) • 100 g Schlagsahne • flüssiger Süßstoff 2 Eigelb • Salz • 1/2 unbehandelte Zitrone

Leicht angetaut schmeckt das Eis am besten.

1

Joghurt mit Mascarpone und mit der Vanille oder dem Zitronenaroma glattrühren. Sahne mit etwas flüssigem Süßstoff steif schlagen.

2

Eigelb mit einer Prise Salz und 1 EL Wasser im Wasserbad mit den Quirlen des Handrührgeräts zu cremiger Konsistenz aufschlagen. Aus dem Wasserbad nehmen.

3

Die Eicreme mit abgeriebener Zitronenschale, einigen Tropfen Zitronensaft, Joghurt und der steifgeschlagenen Schlagsahne vermengen. Die Creme mit Süßstoff abschmecken. In eine Form füllen und für mindestens 3 Stunden ins Gefriergerät stellen.

4

Das Eis etwa 20 Minuten vor dem Servieren aus dem Gerät nehmen und im Kühlschrank antauen lassen.

AVOCADO-JOGHURT-CREME

Zutaten für 4 Portionen:

2 reife Avocados (etwa 400 g) • 1 Zitrone • 300 g Naturjoghurt mit lebenden Kulturen • 1 EL Crème fraîche • flüssiger Süßstoff

Avocados halbieren, die Kerne herauslösen und das Fruchtfleisch aus der Schale lösen. Mit Zitronensaft, Joghurt und Crème fraîche im Mixer pürieren. Mit Süßstoff abschmecken.

Tip: Die Avocadocreme eignet sich auch gut als Füllung für Windbeutel und Pfannkuchen.

Rezepte für Süßigkeiten

GEWÜRZCREME

Zutaten für 4 Portionen:

1 Vanilleschote • 3 Zimtstangen • 2 Nelken • 2 Pimentkörner

weißer Pfeffer aus der Mühle • gemahlener Ingwer • 250 g Schlagsahne

3 Blatt Gelatine • 3 Eier • Salz • flüssiger Süßstoff • 30 g Kokosflocken

1

Vanilleschote der Länge nach aufschlitzen und mit Zimtstangen, Nelken, Piment und je einer Prise Pfeffer und Ingwer bei milder Hitze 10 Minuten in der Sahne ziehen lassen. Gelatine in kaltem Wasser einweichen.

2

Eier trennen. Eigelb mit einer Prise Salz und einem Eßlöffel Wasser schaumig schlagen. Die Sahne durch ein Sieb gießen, die Gewürze entfernen. Ausgedrück-te Gelatine in der heißen Sahne auflösen. Das Eigelb unterrühren. Mit flüssigem Süßstoff abschmecken.

3

Die Creme für 15 Minuten in den Kühlschrank stellen. Wenn sie zu gelieren beginnt, das zu steifem Schnee geschlagene Eiweiß unterheben, nochmals für 2 Stunden im Kühlschrank fest werden lassen. Mit Kokosraspel garnieren und am selben Tag servieren.

MINZ-EIS

Zutaten für 4 Portionen:

2 Eier • Salz • 200 g Schlagsahne • 200 g Naturjoghurt mit lebenden

Kulturen • flüssiger Süßstoff • einige Tropfen Minzöl (Apotheke)

1

Eier trennen. Eigelb mit einer Prise Salz und 1 EL Wasser kräftig zu einer cremigen Masse aufschlagen.

2

Eiweiß und Sahne getrennt steif schlagen. Eischnee, Sahne, Joghurt und Eigelb mischen. Mit Süßstoff abschmecken. Tropfenweise mit Minzöl aromatisieren. Die Creme für etwa 3 Stunden ins Tiefkühlgerät stellen. 20 Minuten vor dem Servieren aus dem Gerät nehmen und im Kühlschrank antauen lassen.

Minz-Eis mögen Kinder besonders gern, wenn die Masse in Eisformen für Lutscher eingefroren wird.

Rezepte für Süßigkeiten

SCHOKOLADEN-PFANNKUCHEN

Zutaten für 6–8 Stück:

80 g Weizenvollkornmehl • 2 TL Sojamehl • 1 TL Haferkleieflocken

2 TL Kakao • 150 ml Milch • 4 Eier • 1 Prise Salz • 1 Prise gemahlene

Vanille (Reformhaus) • einige Spritzer flüssiger Süßstoff

4 EL Öl zum Braten

1

Mehl, Sojamehl, Haferkleieflocken und Kakao mischen. Mit Milch, Eiern, Salz, Vanille und Süßstoff zu einem glatten Teig verrühren. 30 Minuten zum Quellen stehenlassen.

2

Öl in einer beschichteten Pfanne erhitzen. So viel Teig in der Pfanne verlaufen lassen, daß ein dünner Pfannkuchen entsteht. Von beiden Seiten braun braten. Die Pfannkuchen aus der Pfanne nehmen, aufrollen und schräg in drei Stücke schneiden.

NUSSQUARK

Zutaten für 4 Portionen:

250 g Magerquark • 1 Becher Naturjoghurt mit lebenden Kulturen

3–4 EL Milch • 2–3 EL ungesüßtes Nußmus (Reformhaus)

flüssiger Süßstoff

Wenn es auf die Kalorienmenge nicht ankommt: Den Quark mit einem Klecks Sahne und mit Zimt bestäubt servieren.

Den Quark mit Joghurt und Milch cremig rühren. Das Nußmus untermischen und die Creme mit Süßstoff abschmecken.

Tip: Wer den Nußquark zum Füllen von Pfannkuchen oder Gebäck verwenden möchte, kann einen halben Meßlöffel (liegt der Packung bei) kohlenhydratfreies Bindemittel (z.B. Biobin) unterrühren. Dann setzt sich kein Wasser ab, und der Quark wird cremiger.

Rezepte für Süßigkeiten

VOLLKORN-WAFFELN

Zutaten für 4 Portionen:

250 g Weizenvollkornmehl • 1/4 TL Backpulver • 1 EL Haferkleieflocken

Salz • flüssiger Süßstoff • 1/4 l Milch • 100 g Crème fraîche • 2 Eier

75 g Sonnenblumenkerne • Fett für das Waffeleisen • 100 g Schlagsahne

1

Für den Waffelteig Vollkornmehl, Backpulver und Haferkleie mit Salz, einigen Spritzern Süßstoff, Milch, 3 EL Wasser, Crème fraîche und Eiern verquirlen. Sonnenblumenkerne fein hacken und daruntermischen. Den Teig 10 Minuten quellen lassen.

2

Das Waffeleisen fetten. Jeweils 3–4 EL Teig hineingeben, das Eisen schließen und jede Waffel etwa 3 Minuten goldbraun backen. Die Sahne mit flüssigem Süßstoff süßen und zu den Waffeln servieren.

Die knusprigen Waffeln mit Sahne lassen den Verzicht auf Zucker vergessen.

FRISCHKÄSE-MOUSSE

Zutaten für 3 Portionen:

1 Ei • 75 g Doppelrahm-Frischkäse • 1 EL Crème fraîche

1–2 EL Milch • abgeriebene Schale von 1/2 unbehandelten Orange

1–2 TL Zitronensaft • flüssiger Süßstoff • 1 EL gehackte Pistazien

1

Das Ei trennen. Eigelb mit 1 TL Wasser und einigen Spritzern Süßstoff schaumig schlagen. Das Eiweiß zu sehr festem Schnee schlagen.

2

Frischkäse mit Crème fraîche, Milch und Orangenschale verrühren, mit dem Eigelb mischen. Eischnee vorsichtig unterheben. Für 2 Stunden in den Kühlschrank stellen. Mit Pistazien bestreut am selben Tag servieren.

Rezepte für Süßigkeiten

SCHOKOLADENFLAN

Zutaten für 3 Portionen:
1 TL Kakaopulver • 1/4 l Milch • 1/2 Vanilleschote • flüssiger Süßstoff
Salz • 2 Eier (Gewichtsklasse 3) • Butter für die Formen

1

Kakao mit 2 EL Milch verrühren. Restliche Milch mit der aufgeschlitzten Vanilleschote aufkochen und mit Süßstoff und einer Prise Salz abschmecken. Den angerührten Kakao unter Rühren hineingießen, von der Kochplatte ziehen und 1–2 Minuten stehenlassen. Vanilleschote entfernen.

2

Backofen auf 180 Grad (Gasherd: Stufe 1–2/Umluft: 160 Grad) vorheizen. Eier gut verquirlen, unter Rühren in die heiße Kakaomilch geben. 3 kleine Auflauf- oder Flanformen (zur Not gehen auch Tassen) buttern.

3

Die Eiermilch in die Formen gießen und in die Fettpfanne des Backofens stellen. So viel heißes Wasser in die Fettpfanne gießen, daß die Formen etwa zu einem Drittel im Wasser stehen.

4

Den Flan in etwa 40 Minuten stocken lassen. Gut gekühlt servieren.

Schmeckt auch gut als Mokkaflan mit einer kräftigen Prise Instantkaffee gewürzt.

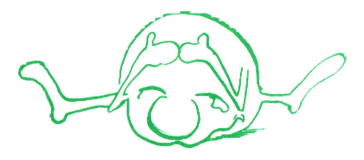

Rezepte für Süßigkeiten

MOKKA-CREME

Zutaten für 6 Portionen:

4 Blatt weiße Gelatine • 2 TL Kakaopulver • 200 ml Milch

2–3 TL Instantkaffee- oder Espressopulver • flüssiger Süßstoff

200 g Schlagsahne • 1 EL Mandelblättchen oder gehackte Pistazien

1

Die Gelatineblätter in kaltem Wasser einweichen. Das Kakaopulver mit 1–2 EL Milch glattrühren.

2

Restliche Milch erhitzen, den Kakao einrühren und den Kaffee löffelweise darin auflösen, bis der gewünschte Geschmack erreicht ist. Die Gelatine ausdrükken und in der heißen Kaffee-Milch auflösen.

3

Die Mischung mit Süßstoff abschmecken und kalt stellen, bis beim Hindurchziehen eines Löffels eine »Straße« sichtbar bleibt.

4

Die Sahne steif schlagen und mit einem Schneebesen unter die leicht gelierte Creme heben. In Portionsschalen füllen und mit Mandelblättchen oder Pistazien verzieren.

SÜSSE MASCARPONE-CREME

Zutaten für 4 Portionen:

150 g Mascarpone • 200 g Naturjoghurt mit lebenden Kulturen

1/2 unbehandelte Zitrone • 1 EL ungesüßtes Sanddornfruchtmark

(Reformhaus) • 1 Eigelb • flüssiger Süßstoff • 4 Stiele frische Minze

1 EL gehackte Pistazien

1

Mascarpone, Joghurt, etwas abgeriebene Zitronenschale, Sanddornfruchtmark, 1 TL Zitronensaft und das Eigelb in einer Schüssel cremig rühren.

2

Mit Süßstoff abschmecken und die Creme für 30 Minuten kalt stellen. Mit Minze und Pistazien garnieren.

Rezepte für Süßigkeiten

SCHAUMOMELETT

Zutaten für 2 Portionen:
3 Eier • 1/4 TL abgeriebene Zitronenschale • Mark von 1 Vanilleschote
Salz • flüssiger Süßstoff • 1 EL Haferkleieflocken • 1 EL Butter
20 g Mandelblättchen

Zum Schaumomelett paßt Zitronen- oder Nußquark.

1
Eier trennen. Eigelb, Zitronenschale und Vanillemark verrühren. Eiweiß mit einer Prise Salz und einem Spritzer Süßstoff zu festem Schnee schlagen. Eigelb zum Eischnee geben und vorsichtig unterziehen. Haferkleie darüberstäuben und untermischen.

2
Butter in der Pfanne schmelzen, die Omelettmasse hineingießen und bei milder Hitze auf dem Herd backen, bis die Unterseite leicht gebräunt ist. Mit Mandeln bestreuen und einen Deckel auflegen. Bei kleinster Hitze fertigbacken. Aus der Pfanne auf Teller gleiten lassen und zusammenklappen.

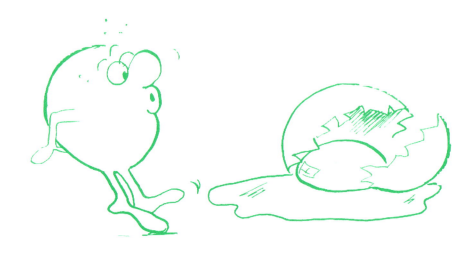

208

LIMETTENCREME

Zutaten für 4 Portionen:
5 Blatt Gelatine • 4 Eier • flüssiger Süßstoff
100 ml frischgepreßter Limettensaft • Salz • 150 g Schlagsahne
250 g Vollmilchjoghurt • 1 Limette

1
Gelatine in kaltem Wasser einweichen. Eier trennen. Eigelb mit 1 EL Wasser und etwas Süßstoff schlagen, bis eine helle Creme entstanden ist.

2
Ausgedrückte Gelatine in 3 EL kochendheißem Wasser auflösen. Den kühlen Limettensaft nach und nach unterrühren. Gelatine-Saft-Mischung in die Eicreme rühren. Die Creme kalt stellen, bis sie zu gelieren beginnt und beim Hindurchziehen eines Löffels eine »Straße« sichtbar bleibt.

3
Eiweiß mit einer Prise Salz und Sahne mit etwas Süßstoff getrennt steif schlagen. Zusammen mit dem Joghurt auf die leicht gelierte Creme geben und mit einem Schneebesen locker unterheben. Mit Süßstoff abschmecken.

4
Die Creme in Portionsschalen verteilen. Limette schälen und in hauchdünne Scheiben schneiden. Die Creme damit garnieren und kalt stellen.

Die Limettencreme eignet sich hervorragend als Nachtisch für ein Festtagsmenü.

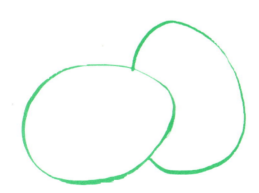

SCHÖNER TRINKEN

TRINKEN SIE RUHIG EINEN ÜBER DEN DURST

Ernährungsexperten raten selbst dem Gesunden, zwei bis drei Liter Flüssigkeit pro Tag zu trinken, damit der Wasserhaushalt des Körpers im Lot bleibt. Wer eine Anti-Pilz-Diät einhält und daher besonders viel Ballaststoffe zu sich nimmt, sollte zur Vorsicht niemals weniger als drei Liter pro Tag trinken. Ausreichende Mengen Flüssigkeit sind wichtig, damit die Ballaststoffe optimal aufquellen und die Verdauung funktioniert.

Wieviel soll ich trinken?

Reichlich trinken, dann haben es die Nieren leichter.

Wer nicht genug trinkt, riskiert Verdauungsprobleme. Reichlich Flüssigkeit erleichtert den Nieren ihre wichtige Arbeit, weil sie als Ausscheidungsorgane durch eine Pilzinfektion zusätzlich belastet werden. Wichtig ist es auch, rechtzeitig zu trinken. Unser Durstempfinden hinkt dem Bedarf oft hinterher. Gerade wenn wir abgelenkt sind, bemerken wir den Durst erst, wenn uns bereits Flüssigkeit fehlt. Wird der Organismus zu »trocken«, fühlen wir uns schwach, sind reizbar und können deutlich langsamer reagieren. Falls Sie sonst nicht viel trinken, stellen Sie sich in der ersten Zeit Ihrer Anti-Pilz-Diät die zusätzliche Wasser- oder Kräuterteeration deutlich sichtbar bereit. Das erinnert Sie daran, öfter mal einen Schluck zu nehmen.

Was darf ich trinken?

Obstsäfte sollten Sie wegen des hohen Zuckergehalts für die Dauer der Anti-Pilz-Diät komplett streichen. Neben dem natürlichen Fruchtzucker der verwendeten Obstsorten darf selbst hochwertigem Fruchtsaft zusätzlich Zucker beigemengt werden. Dagegen können Sie sich Mineralwasser und Kräutertees ohne Limit schmecken lassen. Wer gern süße Getränke mag, findet eine Auswahl an süßstoffgesüßten Cola-, Bitter- und Zitronenlimonaden im Handel. Es lohnt sich, nach Light-Getränken zu schauen. Aber Vorsicht: Einige sind zusätzlich zum Süßstoff mit Fructose, Sorbit oder anderen Zuckerarten gesüßt.

Was darf ich trinken?

Mineralwasser

Alle Mineralwässer sind gut gegen den Durst. Trinken Sie deshalb ruhig eine Sorte, die Ihnen schmeckt. Frauen ab 45 können ihren Knochen zuliebe kalziumreiche Mineralwässer wählen. Die Menge der Mineralstoffe ist auf der Flasche angegeben. Günstig sind Wässer mit über 400 Milligramm Kalzium pro Liter.

Kräutertees

Die Liste der Heilkräuter ist lang. Die ihrer guten Wirkungen noch länger. Aber: Der Apotheker nennt Teekräuter »Drogen« und weiß, daß ihre Inhaltsstoffe höchst wirkungsvoll sein können. Im Übermaß getrunken, kehren sich manche positiven Wirkungen der Kräutertees ins Gegenteil. Oder es zeigen sich bei hohem Dauerkonsum unerwünschte Nebeneffekte. Wer innerhalb der Anti-Pilz-Diät sehr große Mengen trinkt, sollte deshalb öfter mal die Teesorte wechseln, damit keine störenden Nebenwirkungen auftreten.

Kaffee

Wer gern Kaffee trinkt, kann das auch während der Anti-Pilz-Diät tun. Zum Glück mögen pathogene Pilze keinen Kaffee, er wirkt auf sie sogar leicht giftig. Schwangere sollten Kaffee allerdings nur in Maßen trinken, denn das Coffein gelangt auch in den Stoffwechsel des Ungeborenen. Der schwarze Muntermacher ist für alle übrigen Menschen nicht schädlich, wenn sie ihn in normalen Maßen von drei bis vier Tassen pro Tag trinken. Dann ist er eine harmlose Droge: Das enthaltene Coffein regt an, macht fit und leistungsfähig. Gerade diese Wirkung schätzen Pilzpatienten besonders, weil sie durch die Infektion oft müde sind und speziell morgens nur schwer in Gang kommen. Und: Bohnenkaffee ist sogar eine gute Vitaminquelle und liefert ansehnliche Mengen vom nervenstärkenden B-Vitamin Niacin.

Wein und Bier

Auf alkoholische Getränke sollten Sie in den ersten Wochen einer Pilzbehandlung verzichten, denn die Stoffwechselprodukte der Krankheitserreger belasten Ihre Leber. So können pathogene Hefezellen im Darm beispielsweise giftige Fuselalkohole bilden, die unsere Leber nur mit viel Aufwand wieder aus dem Blutkreislauf entfernen kann. Dazu mindern schon kleine Mengen Alkohol die Leistung der Leber und stören viele Bereiche des Stoffwechsels. Und nicht zuletzt

Auf Alkohol sollten Sie in den ersten Wochen der Pilzbehandlung verzichten.

211

Getränke-Rezepte

enthalten sowohl Bier als auch Wein unterschiedliche Zuckerarten, die den Pilzen als Nahrung dienen. Sogar den Alkohol selbst können Hefen abbauen und ihre Energie daraus beziehen. Alkoholfreie oder -arme Biersorten sind leider auch keine Alternative. Sie enthalten anstelle von Alkohol meist noch mehr Malzzucker als das übliche Bier.

KAKAOTRUNK

Wer mag, kann ein Häubchen geschlagene Sahne auf den Kakao geben und etwas Instantkaffee oder Zimt darüberstäuben.

Zutaten für 3 Portionen:

3 gestr. TL Kakaopulver • 1/2 l Milch • 1 Messerspitze Biobin (Reformhaus, Apotheke) • 1 Prise Salz • Süßstoff

1

Das Kakaopulver mit 3 EL kalter Milch glatt verrühren. Die restliche Milch mit Biobin und Salz in einem Topf verrühren.

2

Die Milch langsam erhitzen. Das angerührte Kakaopulver zugeben und unter ständigem Rühren aufkochen. Mit Süßstoff abschmekken.

GEWÜRZTEE

Zutaten für 2 Portionen:

1 TL schwarzer Tee • 2 Zimtstangen • 3 Nelken • 1 Prise Kardamom frischgeriebene Muskatnuß • Milch und Süßstoff nach Geschmack

1

Den Tee mit 1/4 l kochendheißem Wasser aufgießen. 2 Minuten ziehen lassen und durch ein Sieb in einen Topf gießen.

2

Kleingeschnittene Zimtstangen, Nelken, Kardamom und etwas Muskat zufügen und den Tee etwa 10 Minuten bei kleiner Hitze ziehen lassen. Durch ein Sieb in eine Tasse gießen. Etwas Milch und Süßstoff zufügen und heiß trinken.

Getränke-Rezepte

TOMATEN-COCKTAIL

Zutaten für 2 Portionen:

1/4 l Tomatensaft • 1/4 Knoblauchzehe • Salz • einige Tropfen Zitronen-saft • Tabasco oder Cayennepfeffer

Tomatensaft mit einigen Tropfen Knoblauchsaft aus der Presse, Salz und Zitronensaft verrühren. Mit Tabasco oder Cayennepfeffer scharf abschmecken. Den Cock-tail auf Eiswürfeln servieren.

Die Drinks ohne Alkohol sehen appetitlich aus und schmecken gut.

ROTE-BETE-DRINK

Zutaten für 2 Portionen:

1/4 l Rote-Bete-Saft • 1 Becher Naturjoghurt mit lebenden Kulturen

1 EL Zitronensaft • Salz, flüssiger Süßstoff • grober Pfeffer aus der Mühle

Saft mit Joghurt im Mixer kräftig aufschäumen. Mit Zitronensaft, Salz und Süßstoff kräftig ab-schmecken. Mit grobem Pfeffer bestreut auf Eiswürfeln servie-ren.

PEPPERMINT-DRINK

Zutaten für 2 Portionen:

1/4 l Milch • 1–2 Tropfen Pfefferminzöl (Apotheke)

flüssiger Süßstoff • evtl. grüne Speisefarbe

Milch mit Pfefferminzöl, Eiswür-feln und etwas Süßstoff mischen. Wer es gern grün möchte, gibt ei-nen Tropfen Speisefarbe dazu.

INGWER-EGG-NOGG

Zutaten für 2 Portionen:
1 Stück frische Ingwerwurzel • 2 Eier • 1/8 l Milch
1/8 l Sahne • flüssiger Süßstoff

Ingwer schälen und in kleine Stücke schneiden. In der Knoblauchpresse ausdrücken. Mit Eiern, Milch, Sahne und Süßstoff im Mixer aufschäumen. Sofort in Gläser füllen und servieren.

BRAUNER BITTER

Zutaten für 1 Portion:
1/8 l starker schwarzer Kaffee • flüssiger Süßstoff • Angostura Bitter

Kaffee mit Süßstoff und Angostura abschmecken. Ein Glas mit Eiswürfeln füllen und den Bitter darübergießen.

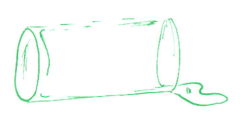
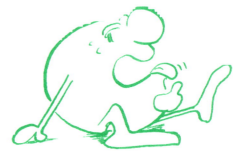

ANTI-PILZ-DIÄT BEI CHRONISCHEN KRANKHEITEN

GESUNDE ERNÄHRUNG WIRKT POSITIV

Eine ganze Reihe von langwierigen Krankheiten hängen mit falscher Ernährung zusammen. Menschen, die darunter leiden, müssen eine spezielle Diät einhalten, um wieder gesund zu werden oder ihre Krankheit nicht zu verschlimmern. Kommt dann noch eine Pilzinfektion hinzu, wissen die Erkrankten oft nicht, welche Ernährungsweise für sie richtig ist.

Anti-Pilz-Diät für Diabetiker

Einige Menschen erkranken schon in der Jugend an der Zuckerkrankheit, dem sogenannten Typ-I-Diabetes. Hier zerstört vermutlich eine Infektionskrankheit die insulinproduzierenden Zellen. Der Schaden ist nicht zu heilen, und die Kranken müssen ihr Leben lang eine streng berechnete Diät einhalten.

Der große Rest, das sind gut 80 Prozent der Patienten, erkrankt als Typ-II-Diabetiker erst im höheren Lebensalter. Hier verschwindet das Insulin meist nicht vollkommen, sondern es wird nur zu knapp, um den Blutzucker konstant halten zu können. Neben der erblichen Veranlagung spielen Ernährungsfehler und Bewegungsmangel eine zentrale Rolle beim Entstehen dieser Erkrankung. Es sind übrigens sehr ähnliche Eßfehler (zum Beispiel hoher Zuckerverzehr), wie sie auch zu einem Pilzbefall des Körpers führen können. Häufig kommen beim Diabetiker weitere Gesundheitsstörungen wie etwa hoher Blutdruck, hohe Fett- oder Cholesterinwerte hinzu. Da wundert es nicht, daß sich der geschwächte Organismus gegen Pilzinfektionen kaum wehren kann. Neben der Behandlung mit Medikamenten ist für diese doppelt oder mehrfach Erkrankten die begleitende Diät extrem wichtig. Glücklicherweise unterscheiden sich die modernen Empfehlungen zur Ernährung eines Diabetikers nur wenig von unserer Anti-Pilz-Diät.

Der geschwächte Organismus eines Diabetikers hat Mühe, sich gegen Pilzinfektionen zu wehren.

Ernährungstips für Diabetiker

Die Anti-Pilz-Diät bekommt Typ-II-Diabetikern ganz vorzüglich.

- Meiden Sie neben dem Zucker auch zuckerhaltige Diabetikersüße und süße Diabetiker-Lebensmittel.
- Verwenden Sie zum Süßen ausschließlich Süßstoffe.
- Essen Sie die für Sie richtige Menge Kohlenhydrate in mehreren kleinen Mahlzeiten.
- Essen Sie viel Rohkost, am besten zweimal täglich.
- Meiden Sie alle Früchte, auch Sorten, die sonst für Diabetiker erlaubt sind.
- Trinken Sie nichts Alkoholisches und keine Fruchtsäfte.

Diabetes und Körpergewicht

Diabetiker mit Pilzinfektionen, die sich streng an diese Regeln halten und mit fetten Sachen nicht allzu verschwenderisch umgehen, verlieren oft ganz nebenbei ihre überzähligen Pfunde. Erfreulicherweise bessert sich dann obendrein die Zuckerkrankheit. Häufig verschwindet sie sogar vollkommen, wenn die Patienten schlank geworden sind.

Anti-Pilz-Diät für Diabetiker: Beim Kochen mit Fett geizen, Zucker und Zuckeraustauschstoffe meiden und dafür reichlich Fisch, Gemüse und Salat essen.

Ein Typ-II-Diabetiker braucht dann keine Medikamente mehr, sondern kann seine Krankheit allein mit einer vernünftigen Ernährungsweise behandeln, weil sich der Stoffwechsel reguliert hat.

Leider gibt es solche Heilungschancen nicht für den bereits in der Jugend erkrankten Typ-I-Diabetiker. Für alle Diabetestypen gilt: Deutliches Untergewicht ist für Gesundheit und Leistungsfähigkeit eines Zuckerkranken ebenso ungünstig wie Übergewicht. Auch bei einer Anti-Pilz-Diät sollten Sie ausreichend und abwechslungsreich essen, damit das Immunsystem topfit wird und der Körper die Pilze möglichst schnell und endgültig abwehren kann.

Eine Diät für alle Fälle

Unsere Anti-Pilz-Diät deckt sich glücklicherweise in den Grundzügen mit vielen Diätvorschriften, die moderne Ärzte für die wichtigsten chronischen Krankheiten entwickelt haben. Sie enthält viel frisches Gemüse und verzichtet auf Zucker und Alkohol. Schon diese einfachen Änderungen der Ernährungsweise wirken sich bei vielen Krankheiten positiv aus.

Was sollen Gichtkranke essen?

Vorweg gesagt: Im großen und ganzen deckt sich unsere Anti-Pilz-Diät mit den modernen Empfehlungen für eine ausgewogene Anti-Gicht-Diät. Gichtkranke beugen einem Anfall am besten vor, wenn sie – wie in unserer Diät empfohlen – reichlich Gemüse und Vollkorngetreide essen, Alkohol meiden, aber ansonsten viel trinken und mit Süßstoffen Zuckerkalorien sparen. Wichtig: Im Gegensatz zu unserer Empfehlung in der Anti-Pilz-Diät sollten Gichtkranke Hülsenfrüchte nur selten und dann in kleinen Mengen essen. Je mehr andere Gemüse Sie ansonsten einplanen, desto leichter wird Ihr Organismus die unliebsame Harnsäure wieder los, und der nächste Gichtanfall bleibt Ihnen erspart. Für die Menge von Fleisch, Innereien und Fisch gibt es in unserer Anti-Pilz-Diät keine Begrenzung, doch sollten gichtanfällige Menschen bei diesen eiweißreichen tierischen Lebensmitteln lieber maßhalten.

Gichtkranke sollten – wie in der Anti-Pilz-Diät empfohlen – Alkohol meiden und reichlich Gemüse und Vollkorngetreide essen.

Ernährungstips für Gichtkranke

- Verzichten Sie auf Hefeextrakt und Innereien.
- Essen Sie fettarme Lebensmittel.
- Nehmen Sie zum Kochen Pflanzenöle anstelle von harten tierischen Fetten.
- Essen Sie purinreiche Lebensmittel wie Fleisch, Wurst, Heringe, Makrelen, Sardinen und Muscheln nur selten und dann in kleinen Portionen.
- Essen Sie Hülsenfrüchte selten und in kleinen Portionen.
- Gehen Sie mit Salz sparsam um.
- Trinken Sie reichlich, vor allem alkalische Heilwässer, Kräutertees und mit Wasser verdünnte Gemüsesäfte.

Je mehr Gemüse Gichtkranke essen, desto leichter wird ihr Organismus die unliebsame Harnsäure wieder los.

Anti-Pilz-Diät bei Rheuma?

Eine spezielle, bei den Experten anerkannte Heildiät für rheumatische Erkrankungen und Arthritis gibt es bis heute nicht. Wer also unserer Anti-Pilz-Diät folgt, muß keine Nachteile befürchten. Im Gegenteil: Skandinavische Forscher fanden vor kurzem heraus, daß eine Umstellung auf vegetarische Ernährung die Beschwerden dieser Kranken lindern kann. Wissenschaftliche Gründe dafür sind nicht bekannt, doch leuchtet es ein, daß eiweißreiches, süßes und fettes Essen zu

Eine anerkannte Heildiät für rheumatische Erkrankungen und Arthritis gibt es nicht.
Übergewicht führt und damit in der Regel auch zu größeren Beschwerden. Einfach deshalb, weil überzählige Kilo den Bewegungsapparat belasten und so die Schmerzen verstärken. Wenn Sie unter einer rheumatischen Erkrankung oder unter Arthritis leiden, probieren Sie aus, ob es Ihnen guttut, innerhalb der Anti-Pilz-Diät zusätzlich auf Fleisch zu verzichten.

Zuviel Fett oder Cholesterin im Blut?

Falls Sie zu den Pilzgeplagten gehören, deren Arzt im Blut hohe Fett- und Cholesterinwerte festgestellt hat, können Sie den Grundzügen der Anti-Pilz-Diät getrost folgen, weil sie besonders viel Gemüse und Vollkorngetreide empfiehlt. In diesen Lebensmitteln sind reichlich Ballaststoffe enthalten, die helfen, den Fettstoffwechsel zu entlasten.

Ernährungstips bei Störungen des Fettstoffwechsels

Bei hohen Fett- und Cholesterinwerten entlastet eine fettarme Anti-Pilz-Diät den Stoffwechsel.

- Essen Sie anstelle von belegten Broten ein Fungimüsli (Seite 101) oder ein Gemüsegericht.
- Geizen Sie mit Fett. Meiden Sie insbesondere fette Fleischwaren und Käse.
- Bevorzugen Sie pflanzliche Fette. Kochen Sie nur mit Öl. Je härter ein Fett, desto ungünstiger.
- Essen Sie möglichst oft vegetarisch.
- Ersetzen Sie mindestens jede zweite Fleischmahlzeit durch Fisch.

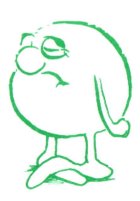

ALLERGIE GEGEN »ZAHME« PILZE

ES GEHT AUCH OHNE BÄCKERHEFE

Pilzpatienten berichten immer mal wieder, daß sie Lebensmittel nicht vertragen, in denen »zahme« Hefen und Schimmelpilze stekken. Auch Fachleute beobachten gelegentlich, daß Pilzgeplagte überempfindlich auf Brot und Schimmelkäse reagieren. Die Experten können diese allergischen Wirkungen nicht erklären, einige bestreiten den Effekt sogar. Trotzdem: Wenn Sie den Eindruck haben, daß hefe- und schimmelpilzhaltige Lebensmittel Ihnen nicht bekommen, lassen Sie sie einfach weg. Probieren Sie aus, ob die Symptome verschwinden, wenn Sie die Liste der ungünstigen Lebensmittel (Seite 88 und 89) zusätzlich um gereifte und schimmelhaltige Käse, Dauerwurst wie Salami oder Mettwurst, Kefir, Tomatenmark, hefehaltige Brühen und Backwaren verlängern.

Hefefrei backen und kochen

Sollten Sie auf Bäckerhefe empfindlich reagieren, probieren Sie am besten erst einmal aus, ob Ihnen Sauerteigbrot bekommt, denn Sauerteig besteht neben Milch- und Essigsäurebakterien aus wilden Hefen. Es könnte also durchaus sein, daß sich bei Ihnen auch nach dem Verzehr von Sauerteigbrot Zeichen von Unwohlsein einstellen. Dasselbe gilt übrigens für Knäckebrot: Fast alle Sorten werden mit Sauerteig oder Hefe hergestellt. Der einzige Unterschied zum üblichen Brotlaib: Knäckebrot enthält erheblich weniger Wasser und ist deshalb länger lagerfähig. Die folgenden Backrezepte sind speziell für Pilzgeplagte entwickelt, die Bäckerhefe nicht vertragen. Aber auch beim Kochen tauchen oft Produkte auf, die Hefeextrakte enthalten, ohne daß man es erwarten würde.

Falls Sie überempfindlich auf hefehaltige Produkte reagieren, könnte es sein, daß Ihnen beispielsweise die üblichen Instant- oder Würfelbrühen nicht bekommen, denn sie enthalten oft Hefeextrakte. In Reformhäusern gibt es Produkte, die ausdrücklich als »hefefrei« dekla-

Backrezepte

riert sind, im Supermarkt sind solche Fertigbrühen dagegen kaum zu finden. Lesen Sie vorsichtshalber die Zutatenliste: Der Hefeextrakt versteckt sich manchmal hinter dem Begriff »Würze«. Weil in unseren Diät-Rezepten oft eine Brühe als Zutat auftaucht, finden Sie in diesem Kapitel (ab Seite 229) auch Rezepte für selbstgemachte Brühen, die frei von Hefeextrakten sind und sich gut zum Kochen eignen.

HEFEFREIES VOLLKORNBROT

Zutaten für 1 Brot (etwa 16 Scheiben):
200 g Grahammehl • 225 g feines Weizenvollkornmehl • 75 g Haferflocken • 1 TL Natron 1 TL Salz • 1 Löffelspitze Vitamin C (Ascorbinsäure; aus Drogeriemarkt oder Apotheke) • etwa 500 ml Buttermilch

Wer den Teig ganz normal kräftig knetet, erhält einen schweren, flachen Brotlaib. Am besten gerät das Brot, wenn Sie jeweils nur die Menge eines Rezepts auf einmal zubereiten.

1

Beide Mehlsorten, Flocken, Natron und Salz mischen. Das Vitamin C-Pulver in der Buttermilch auflösen.

2

So viel von der Flüssigkeit zum Mehl geben, bis ein geschmeidiger Teig entstanden ist. Das geht am besten so: Die Milch in die Mitte geben und mit einer Gabel verrühren. Der Teig sollte so feucht sein, daß er leicht zusammenhält und eine gleichmäßige Konsistenz bekommt. Der Teig darf nicht wie ein Hefeteig geknetet werden.

3

Einen flachen, runden Laib formen, auf ein gefettetes Backblech setzen, kreuzförmig einschneiden und im auf 200 Grad (Gasherd: Stufe 3/Umluft: 180 Grad) vorgeheizten Backofen 45–50 Minuten backen.

Tip: Anstelle von Buttermilch können Sie auch Molke nehmen. Falls Sie statt Natron Backpulver verwenden, benötigen Sie keine Säure, können frische Milch nehmen und das Vitamin C weglassen.

KNUSPERFLADEN

Zutaten für 8 Stück:
30 g Butter oder Margarine • 250 g feines Vollkornmehl • 1 Ei
1 gestr. TL Salz • 1 EL Crème fraîche • 100 ml Milch
Vollkornmehl zum Ausrollen • Fett für das Blech
Sesamsamen, Mohn oder Kümmel zum Bestreuen

1
Das Fett zerlassen. Mehl, Ei, Salz, Crème fraîche und Milch in eine Schüssel geben. Flüssiges Fett dazugießen. Alles mit der Küchenmaschine oder den Knethaken des Handrührers mindestens 15 Minuten kneten, bis ein geschmeidiger Teig entstanden ist. In Folie verpackt 2 Stunden bei Zimmertemperatur ruhen lassen.

2
Den Teig nochmals durchkneten, zu einer Rolle formen, in 8 Portionen teilen und auf einer bemehlten Arbeitsfläche jeweils zu Kreisen von etwa 25 cm Durchmesser ausrollen.

3
Ein Backblech fetten. Die Fladen daraufflegen, dünn mit Wasser bestreichen und mit Sesam, Mohn oder Kümmel bestreuen. Die Fladen portionsweise im vorgeheizten Backofen bei 200 Grad (Gasherd: Stufe 3/Umluft 180 Grad) etwa 12–15 Minuten backen, bis der Teig Blasen wirft und eine goldbraune Farbe hat.

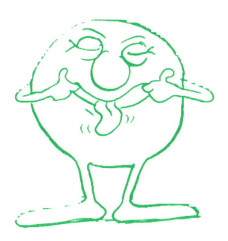

KÄSETASCHEN

Zutaten für 16 Stück:

300 g feines Vollkornmehl • 1/2 TL Backpulver

75 g Butter oder Margarine • 1/2 TL Salz • 1 Ei • 125 g saure Sahne

Füllung:

1 EL Haferkleieflocken • 200 g körniger Frischkäse • 2 EL Crème fraîche

1 Ei • 1 Bund Schnittlauch • 1 Knoblauchzehe • Salz, Pfeffer aus der

Mühle • Vollkornmehl zum Ausrollen • 1 Eigelb und 1 EL Milch

zum Bestreichen

1

Mehl, Backpulver, weiches Fett, Salz, Ei und saure Sahne zu einem glatten Teig verkneten. Mit den Händen zu einer Kugel formen, in Folie wickeln und etwa 1 Stunde kalt stellen.

2

Für die Füllung Haferkleie mit körnigem Frischkäse, Crème fraîche und Ei verrühren. Mit Schnittlauchröllchen, zerdrücktem Knoblauch und Salz mischen. Mit Pfeffer pikant würzen.

3

Den Teig auf einer bemehlten Arbeitsfläche dünn ausrollen und Kreise von etwa 10 cm Durchmesser ausstechen. In die Mitte je einen gehäuften Teelöffel der Füllung setzen. Eigelb und Milch verquirlen und die Teigränder damit bestreichen.

4

Den Teig so über die Füllung klappen, daß Halbkreise entstehen. Die Ränder fest zusammendrücken und die Teigtaschen mit der restlichen Eiermilch bestreichen.

5

Die Taschen auf das mit Backpapier ausgelegte Blech legen und im vorgeheizten Backofen bei 200 Grad (Gasherd: Stufe 3/Umluft: 180 Grad) etwa 20–25 Minuten backen.

KORIANDERKEKSE

Zutaten für 12 Stück:
150 g Gerstenmehl • 100 g Graham-Weizenvollkornmehl • 1/2 TL Salz
1 Löffelspitze Backpulver • 2 TL Koriandersamen
100 g weiche Butter oder Margarine

1
Beide Mehlsorten mit Salz und Backpulver mischen. Koriander im Mörser zerstoßen oder im Blitzhacker zerkleinern und zufügen. Das weiche Fett zugeben.

2
Erst mit dem Löffel mischen, dann mit den Händen zu Bröseln zerreiben. Nach und nach 5 EL eiskaltes Wasser untermischen und die Brösel zu einem festen Teig zusammenkneten.

3
Den Teig zwischen zwei Lagen Klarsichtfolie oder Backpapier etwa 1/2 cm dick ausrollen und in schmale Rechtecke schneiden. Auf ein mit Backpapier ausgelegtes Blech legen. Im vorgeheizten Backofen bei 200 Grad (Gasherd: Stufe 3/Umluft: 180 Grad) etwa 20 Minuten backen.
Korianderkekse halten sich gut verpackt und kühl gelagert etwa 2 Wochen frisch.

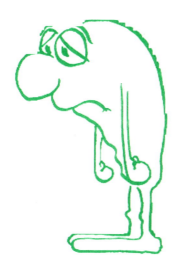

HAFERKNÄCKEBROT

Zutaten für 6 Portionen:
500 g kernige Haferflocken • 1 TL Salz • 1 gestr. TL Backpulver
40 g Butter oder Margarine • etwa 50 g feine Haferflocken

1
Haferflocken im Blitzhacker oder Mixer fein hacken. Salz, Backpulver und flüssiges Fett zufügen. Mit den Knethaken des Handrührers vermischen.

2
Nach und nach unter Rühren etwa 200 ml kochendheißes Wasser zufügen. Den Teig – er soll formbar, aber noch etwas klebrig sein – auf Haferflocken knapp 1/2 cm dick ausrollen.

3
Die Teigplatte in schmale Rechtecke schneiden und auf ein mit Backpapier belegtes Blech legen. Bei 175 Grad (Gasherd: Stufe 2/Umluft: 160 Grad) etwa 40 Minuten backen. Im geöffneten Ofen noch einige Minuten ruhen lassen.
Das Haferknäckebrot hält sich kühl und dunkel gelagert etwa 2 Wochen.

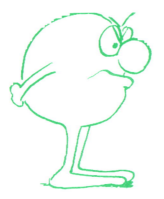
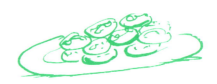

Backrezepte

QUICHE LORRAINE

Zutaten für 4 Stück:

100 g Weizenvollkornmehl • 1 EL Sojamehl • 100 g Hirseflocken

100 g Butter oder Margarine • 1/2 TL Salz

Für die Füllung:

150 g Frühstücksspeck • 200 g Schmelzkäse • 1 Bund Petersilie • 3 Eier

150 g saure Sahne • Pfeffer aus der Mühle • Vollkornmehl zum Ausrollen

1

Für den Teig beide Mehlsorten, Flocken, kalte Butter oder Margarine in Stückchen, Salz und etwa 3 EL eiskaltes Wasser zu einem glatten Teig verkneten. Mit den Händen zu einer Kugel formen. Die Kugel in Folie wickeln und 30 Minuten kalt stellen.

2

Für die Füllung den Speck in kleine Würfel schneiden und in einer Pfanne unter Wenden knusprig braun braten. Speck auf Küchenpapier abtropfen und abkühlen lassen. Den Käse in kleine Flöckchen teilen. Die Petersilie waschen und fein hacken. Eier, saure Sahne und Petersilie verquirlen. Mit Pfeffer würzen.

3

Den Teig in 4 Portionen teilen und auf einer bemehlten Arbeitsfläche zu Kreisen von jeweils 20 cm Durchmesser ausrollen. Teig in Quiche-Förmchen (16 cm Durchmesser) legen und den Rand gut andrücken.

4

Ausgebratene Speckwürfel und Käsestückchen auf den Teig geben und mit der Eiersahne übergießen. Die Quiche im vorgeheizten Backofen bei 225 Grad (Gasherd: Stufe 4/Umluft: 200 Grad) 30–40 Minuten backen.

Backrezepte

WINDBEUTEL MIT MANDELSAHNE

Zutaten für 8 Stück:

50–60 g Butter oder Margarine • 1 Prise Salz

150 g feines Weizenvollkornmehl • 5–6 Eier

1 Prise gemahlene Vanille • flüssiger Süßstoff • 250 g Schlagsahne

Windbeutel können Sie auch herzhaft füllen, wenn Sie den Süßstoff weglassen. Gut geeignet sind Fleisch- oder Heringsalat, Füllungen aus Kräuterfrischkäse und Gemüsewürfeln oder Quarkmischungen mit Knoblauch und Gurkenwürfeln.

1

1/4 l Wasser abmessen, Fett und Salz zugeben. Die Mischung zum Kochen bringen. Das Mehl auf einmal hineinschütten und mit einem Löffel kräftig durchrühren.

2

Den Teig unter kräftigem Rühren aufkochen, bis er sich zu einem Kloß zusammenballt und am Topfboden ein feiner heller Belag sichtbar wird.

3

Den Teig in eine Schüssel füllen. Die Eier einzeln verquirlen und nach und nach unterrühren. Der Teig ist richtig, wenn er glänzt und so weich ist, daß beim Herausziehen am Löffel eine lange Teigspitze hängenbleibt.

4

Mit zwei Löffeln 8 Klößchen abstechen und auf ein gefettetes Backblech setzen, dabei weite Abstände halten.

5

Die Windbeutel im vorgeheizten Backofen bei 225 Grad (Gasherd: Stufe 4–5/Umluft: höchste Stufe) etwa 30 Minuten backen. Sofort aufschneiden und auskühlen lassen.

6

Sahne mit Vanille und Süßstoff steif schlagen und in die erkalteten Windbeutel füllen.

PIKANTES KLEINGEBÄCK

Zutaten für 40–50 Kekse:
300 g Weizenvollkornmehl • 1 TL Backpulver • 200 g Butter oder Margarine • 2 EL Crème fraîche • 1/2 TL Salz • Vollkornmehl zum Ausrollen • 1 Eigelb • 2–3 EL Kürbiskerne • 2–3 EL Sesamsamen 2–3 EL Sonnenblumenkerne

1
Für den Teig Mehl, Backpulver, kalte Butter oder Margarine, Crème fraîche und Salz in eine Schüssel geben und zu einem glatten Teig verkneten. Falls der Teig zu trocken gerät, 1 EL eiskaltes Wasser unterkneten. Mit den Händen zu einer Kugel formen. Die Kugel in Folie wickeln und 30 Minuten kalt stellen.

2
Den Teig auf einer bemehlten Arbeitsfläche etwa 3 mm dick ausrollen. Quadrate, Dreiecke oder Rechtecke ausschneiden und auf ein mit Backpapier belegtes Backblech legen.

3
Das Eigelb mit 1 Prise Salz und 1 EL kaltem Wasser verquirlen. Kekse damit bestreichen und je 1/3 mit Kürbiskernen, Sesamsamen oder Sonnenblumenkernen bestreuen.

4
Die Kekse im vorgeheizten Backofen bei 200 Grad (Gasherd: Stufe 3/Umluft:180 Grad) in 10–15 Minuten goldgelb bakken. Sofort nach dem Backen vom Blech nehmen und auf einem Gitter abkühlen lassen.

Die Kekse schmecken auch sehr gut, wenn Sie sie mit Pistazien, Pinienkernen oder Erdnußkernen bestreuen.

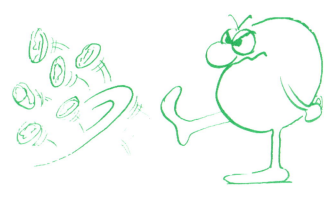

Backrezepte

SÜSSE CASHEWKEKSE

Zutaten für etwa 40 Stück:
125 g Cashewkerne (ersatzweise Kürbiskerne) • 250 g Weizenvollkornmehl • 1 Prise Salz • 125 g Butter oder Margarine • 1 Ei
1 EL Schmant oder saure Sahne • flüssiger Süßstoff
Vollkornmehl zum Ausrollen • 1 Eigelb zum Bestreichen

1
Für den Teig 50 g Cashewkerne hacken. Vollkornmehl, Salz, kaltes Fett in Stückchen, Ei und gehackte Cashewkerne in eine Schüssel geben. Schmant oder saure Sahne mit Süßstoff mischen und zufügen. Alles zu einem glatten Teig verkneten. Mit den Händen zu einer Kugel formen, in Folie wickeln und etwa 30 Minuten kalt stellen.

2
Ein Backblech mit Backpapier auslegen. Den Teig auf einer bemehlten Arbeitsfläche etwa 3 mm dick ausrollen. Kreise ausstechen und auf das Backblech legen.

3
Eigelb mit Süßstoff und 1 EL Wasser verquirlen und die Kekse damit bestreichen. Die restlichen Cashewkerne hacken und die Kekse damit bestreuen. Im vorgeheizten Backofen bei 225 Grad (Gasherd: Stufe 4/Umluft 200 Grad) etwa 12–15 Minuten goldbraun backen.

4
Die Kekse sofort vom Blech nehmen und auf einem Gitter abkühlen lassen.

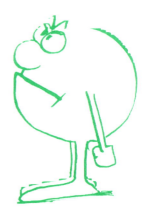

228

Hefefreie Brühen

HÜHNERBRÜHE

Zutaten für etwa 2 Liter:

1 Suppenhuhn • 1 Bund Suppengrün • 1 Zwiebel • 1 Knoblauchzehe
1 Bund glatte Petersilie • Salz, Pfeffer aus der Mühle • Muskat

1

Das Huhn mit kaltem Wasser ab- und ausspülen. Die Fettdrüsen am Schwanz (Sterzel) herausschneiden und das Huhn in einem großen Topf mit 2 1/2 l kaltem Wasser zum Kochen bringen. 1 Stunde bei geringer Hitze garen. Die Temperatur ist richtig, wenn nur langsam kleine Blasen aus der Brühe aufsteigen.

2

Suppengrün putzen und grob zerkleinern. Mit geviertelter Zwiebel, ungeschältem Knoblauch und Petersilie zum Huhn geben. Etwa 30 Minuten bei Mittelhitze leicht köcheln lassen.

3

Das gegarte Suppenhuhn herausheben und anderweitig verwenden. Die Brühe durch ein feines Haarsieb in einen Topf gießen.

4

Zum Entfetten der heißen Brühe einen großen flachen Löffel so auf die Oberfläche legen, daß möglichst viel Fett, aber wenig von der Brühe hineinfließt. Einfacher ist es, die Brühe über Nacht kalt zu stellen. Dann läßt sich das erstarrte Fett mühelos und gründlich abheben.

5

Die Brühe mit Salz, Pfeffer und Muskat abschmecken.

Hefefreie Brühen

FLEISCHBRÜHE

Zutaten für etwa 2 Liter:

750 g Rindfleisch zum Kochen (Beinscheibe, Querrippe oder Bug)

etwa 300 g Knochen • 1 Bund Suppengrün • 1 Zwiebel

1 Knoblauchzehe • 1–2 Stiele Liebstöckel (falls zu haben)

Salz, Pfeffer aus der Mühle

1

Das Fleisch und die Knochen mit kaltem Wasser abspülen und in einem großen Topf mit 2 1/2 l kaltem Wasser zum Kochen bringen. 1 Stunde bei geringer Hitze garen. Die Temperatur ist richtig, wenn nur langsam kleine Blasen aus der Brühe aufsteigen.

2

Suppengrün putzen und grob zerkleinern. Mit geviertelter Zwiebel, ungeschältem Knoblauch und Liebstöckel zum Huhn geben. Weitere 30 Minuten köcheln lassen.

3

Das gegarte Fleisch und die Knochen herausheben. Das Fleisch anderweitig verwenden. Die Brühe durch ein feines Haarsieb in einen Topf gießen.

4

Zum Entfetten der heißen Brühe einen großen flachen Löffel so auf die Oberfläche legen, daß möglichst viel Fett, aber wenig von der Brühe hineinfließt. Einfacher ist es, die Brühe über Nacht kalt zu stellen. Dann läßt sich das erstarrte Fett mühelos und gründlich abheben.

5

Die Rinderbrühe mit Salz und Pfeffer abschmecken.

Gemüsebrühe

Zutaten für etwa 2 Liter:
3 Bund Suppengrün • 1 Staudensellerie • 1 Fenchelknolle • 2 Zwiebeln
1 Knoblauchzehe • 1 Bund Petersilie • 2 Stiele Liebstöckel (falls zu haben) • 1/2 unbehandelte Zitrone • Salz, Pfeffer aus der Mühle

1
Alle Gemüse waschen, putzen und kleinschneiden. In einen großen Topf geben und mit 2 l kaltem Wasser zum Kochen bringen. Die ungeschälte Knoblauchzehe und die gewaschene Petersilie als Ganzes zufügen.

2
Die Brühe 1 Stunde bei geringer Hitze kochen. Die Temperatur ist richtig, wenn nur langsam kleine Blasen aus der Brühe aufsteigen.

3
Liebstöckel und dünn abgeschälte Zitronenschale zufügen und noch 5 Minuten mitköcheln lassen. Die Brühe durch ein feines Haarsieb in einen sauberen Topf gießen und mit Salz und Pfeffer abschmecken.

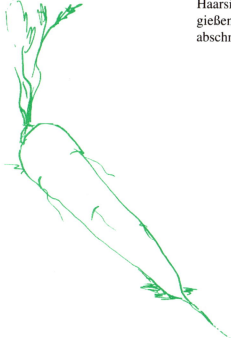
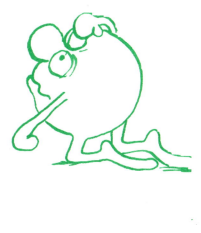

Hefefreie Brühen

Hefefreie Brühen für den Vorrat

Natürlich möchte man nicht täglich eine Brühe kochen. Deshalb hier einige Tips, wie Sie ohne großen Aufwand auf Vorrat wirtschaften können.

- **Kühlen Sie die Brühe schnell ab, und heben Sie sie im geschlossenen Gefäß im Kühlschrank auf. Jeweils nach zwei Tagen aufkochen, schnell abkühlen und wieder kalt stellen. So hält sie sich mindestens eine Woche.**
- **Oder füllen Sie die kochendheiße Brühe in saubere, heiß gespülte, also gut vorgewärmte Twist-off-Gläser (Schraubdeckelgläser von Joghurt, sauren Gurken oder Gemüse). Verschließen Sie das Glas schnell, und stellen Sie es nach dem Abkühlen in den Kühlschrank. So hält sich die Brühe im geschlossenen Glas bis zu zwei Wochen.**
- **Brühen lassen sich auch gut einfrieren. Füllen Sie kleine Mengen in Eiswürfelbereiter und große in Dosen oder Beutel. Haltbarkeit vier bis sechs Monate.**

PILZE KÖNNEN UNSER ESSEN VERGIFTEN

STRESS FÜR DAS IMMUNSYSTEM

Wenn Lebensmittel verderben, sind Pilze sehr oft daran beteiligt. Sie wachsen hauptsächlich auf falsch gelagerten Speisen und pflanzlichen Produkten, wie zum Beispiel Getreide, Gewürzen, Gemüse und Obst. Dabei scheiden sie eine Reihe von Substanzen aus, die für Mensch und Tier giftig sind. Darin ähneln Pilze den Bakterien, die ebenfalls Lebensmittel verderben und durch giftige Stoffe ungenießbar machen können.

Pilzgifte in Lebensmitteln

Eine plötzliche Lebensmittelvergiftung jedoch, wie wir sie beispielsweise von Salmonellen kennen, lösen Pilze so gut wie nie aus. Wer ein verpilztes Nahrungsmittel gegessen hat, bemerkt zunächst einmal gar nichts. Die Gifte – der Wissenschaftler nennt sie Mykotoxine – sind nur durch komplizierte Laborverfahren festzustellen. Sie wirken, anders als bakterielle Gifte, nicht plötzlich, sondern langsam und verursachen schleichende, chronische Krankheiten. Einige Pilzgifte können Krebs erregen, Niere oder Leber schädigen; andere Arten tarnen sich als Hormon und rufen Fruchtbarkeitsstörungen, Blutungen und Ödeme hervor. Es gibt Pilzgifte, die das Herz schwächen, und solche, die unsere Nerven zerstören. Manche entkräften sogar unser ganzes Immunsystem. Weil Mykotoxine weder zu sehen noch zu schmecken sind, kommt es vor, daß Menschen – ohne es zu merken oder weiter zu beachten – immer wieder vergiftete Lebensmittel zu sich nehmen. Besonders in feuchtwarmen tropischen Ländern schaden sich viele Menschen durch den Genuß verschimmelter Nahrung.

Pilzgifte in Fleisch und Milch

Pilze wachsen vor allem auf pflanzlichem Material. Dennoch gelangen ihre giftigen Stoffwechselprodukte über das Futter auch in tierische Lebensmittel. Die meisten Tiere können Pilzgifte nicht abbauen, daher finden sich Spuren davon später in Fleisch und Milch wieder. Ein Beispiel: Rinder werden häufig mit Silage, durch Gärung haltbar gemachtem Grünfutter, gemästet. Bei falscher Behandlung schimmelt die Silage, und es können Pilzgifte entstehen, die sich später im Rindfleisch wiederfinden. Schweinefleisch weist hin und wieder Giftrückstände aus verpilztem Mais-Mastfutter auf. Und unsere Milch kann das giftigste aller Mykotoxine enthalten: das Aflatoxin. Es stammt meist aus unsichtbar verpilztem Importfutter. Auch wenn der Gesetzgeber heute bei der Tiermast mit immer strengeren Vorschriften für Futter und Haltung versucht, die Giftmengen sehr gering zu halten, wird es noch eine Weile dauern, bis alle tierischen Lebensmittel »sauber« sind. Wer bei Fleisch und Milch auf Nummer Sicher gehen will, kauft heute am besten beim Ökobauern. Der verwendet – wenn er sich an die Richtlinien der Erzeugergemeinschaften hält – kein importiertes Futter, sondern nur hofeigenes, in dem Pilzgifte bisher nicht gefunden wurden.

Wenn Speisereste unappetitlich riechen oder verändert aussehen, lassen wir meistens von allein die Finger davon, weil uns davor ekelt. Diese instinktive Ablehnung sollten Sie nicht unterdrücken, sondern kultivieren. Sie schützt vor verdorbenen und möglicherweise verpilzten Nahrungsmitteln.

Schimmel – ein Grund zum Wegwerfen

Befolgen Sie gutgemeinte Ratschläge wie »Schimmel kann man großzügig abschneiden« bloß nicht. Verschimmelte Lebensmittel gehören grundsätzlich in den Müll. Schlechte Stellen herausschneiden reicht nicht, um mögliche Schimmelgifte zu entfernen. Ausgenommen sind natürlich Lebensmittel, die mit Schimmelpilzen hergestellt werden. Schimmelkäse und schimmelgereifte Salamiarten sind Beispiele dafür. Diese Produkte sind deshalb ungefährlich, weil für sie extra ausgewählte ungiftige Pilzstämme, die sogenannten Starterkulturen, verwendet werden. Alle übrigen grauen, blauen, weißen oder roten Schimmelarten, die auf den unterschiedlichen Lebensmitteln wachsen, können giftige Stoffe produzieren.

Im Haushalt vorbeugen

Wieviel Gift Pilze produzieren, die unbemerkt auf unseren Vorräten wachsen, können wir nur ahnen. Solange es nur wenige Exemplare sind, droht keine Gefahr. Erst wenn man ihnen durch Wärme und Feuchtigkeit gute Lebensbedingungen bietet, können sie sich blitzschnell vermehren und dann auch gefährliche Mengen Gift bilden. Es heißt also: Vorbeugen und unsere Lebensmittel schützen!

- Einen gewissen Schutz vor Pilzbefall hat frisches Gemüse, wenn es unzerkleinert und ungewaschen luftdurchlässig verpackt im Kühlschrank lagert. Pilze sterben zwar durch die niedrigen Temperaturen nicht ab, aber sie wachsen bei Kälte nur sehr langsam.
- In der Gemüseschale des Kühlschranks ist die Temperatur richtig für Salate und Gemüse. Zitrusfrüchte und Tomaten gehören nicht in den Eisschrank. Sie verlieren bei Kälte ihr Aroma.
- Fertiggekochtes darf nicht lange herumstehen. Sonst vermehren sich die Mikroben darin und könnten Gifte bilden. Kühlen Sie Speisereste schnell ab, und stellen Sie sie verpackt in den Kühlschrank.
- Falls die Lagerbedingungen nicht optimal waren, werfen Sie das Gericht lieber weg – auch wenn kein Schimmel zu sehen ist.
- Getreide und Nüsse kühl und trocken lagern. In feuchtwarmem Klima entwickeln sich Pilze besonders gut.
- Gemüse vor der Zubereitung gründlich waschen, denn Hefen, die auf der Oberfläche haften, lassen sich abspülen. Je »sauberer« die Zutaten, desto geringer das Risiko, wenn Sie Speisereste aufheben.
- Verwenden Sie nur einwandfreies Gemüse und Obst. Sind Faulstellen zu sehen, riechen die Sachen muffig und ein bißchen nach Keller, sollten Sie sie in den Abfall geben.
- Verpacken Sie alle Lebensmittel, die Sie aufheben möchten, getrennt nach Sorten. Nehmen Sie Kunststoffdosen, Töpfe mit Deckel oder Folie. So vermeiden Sie die Übertragung von Schimmelpilzen von einem Produkt auf das nächste.
- Lange aufheben sollten Sie frische Lebensmittel auch unter guten Bedingungen nicht, wenn Sie nicht genau wissen, wann ein Produkt geerntet oder hergestellt wurde und ob es nicht schon vor dem Verkauf längere Zeit im Lager zugebracht hat.

Vom Aufbewahren werden Lebensmittel nicht besser: Vitamine verschwinden, das Aroma verflacht, Pilze lassen sich darauf nieder. Deshalb lieber öfter Frisches einkaufen.

GESUNDE ERNÄHRUNG – FÜR IMMER

LANGFRISTIGE HILFE FÜR DAS IMMUNSYSTEM

Freuen Sie sich, wenn Ihnen Ihr Arzt bestätigt, daß Sie den Kampf gegen die hartnäckigen Parasiten gewonnen haben. Sie können sich ruhig etwas darauf einbilden, denn nur mit Geduld und Disziplin beim regelmäßigen Einnehmen der Medikamente und Einhalten der Diät sind Sie zum Erfolg gekommen. Wollen Sie sicher sein, daß sich die Plagegeister nicht bei der nächsten Gelegenheit wieder in Ihrem Körper breitmachen, dann stärken Sie ab jetzt Ihr Immunsystem mit einer ausgewogenen Ernährungsweise. Erschrecken Sie nicht, das heißt keineswegs lebenslängliche Diät! Lustvolles Essen und eine gesunde, die Abwehrkräfte stärkende Ernährung stehen einander überhaupt nicht im Wege.

Das richtige Maß finden

Wir verbringen unseren Tag meist sitzend: im Auto, am Schreibtisch, am Computer, am Fernseher. Der Anteil der körperlich schwer arbeitenden Menschen ist verschwindend gering geworden. Selbst im Haushalt erledigen Maschinen fast alle Arbeiten, die mit Anstrengung verbunden sind. Die Folge: Auch wenn wir nicht zur Völlerei neigen, konsumieren wir – ehe wir uns versehen – mehr Energie, sprich Kalorien, als unser Körper verbrauchen kann.

Doch die rüde Regel »FdH« (Friß die Hälfte) löst das Problem nicht. Wer jeweils nur die halbe Portion des Gewohnten ißt, bekommt eben auch nur die halbe Menge Vitamine, Mineralstoffe, Spurenelemente und Ballaststoffe und bringt am Ende den Stoffwechsel durcheinander. Und wer sich ständig nur halb satt ißt, schadet dem Immunsystem und gibt den Pilzen eine neue Chance. Was wir heute brauchen, sind Lebensmittel, an denen wir uns genüßlich satt essen können, die wenig Kalorien, aber viele für unsere Abwehrkräfte notwendige Stoffe haben. Bei solcher Idealnahrung sprechen die Fachleute von »hoher Nährstoffdichte«. Süßigkeiten, fette Wurst und Schnell-Imbiß-Artikel

haben nur eine geringe Nährstoffdichte. Im Gegensatz dazu erfüllen Gemüse, Vollkorngetreide, Kartoffeln und Hülsenfrüchte mit einer Vielfalt von Vitaminen, Ballast- und Mineralstoffen diesen Anspruch. Daher raten heute fast alle Wissenschaftler zu mehr pflanzlichen und weniger tierischen Lebensmitteln, vor allem, weil Pflanzenfette viel von den günstig wirkenden ungesättigten Fettsäuren enthalten.
Wichtiger als die Fettsorten sind jedoch die Mengen. Wer mit Fett geizt, tut schon viel für seine Gesundheit. Und wer massenhaft Gemüse ißt, tut noch viel mehr. Von der Artischocke bis zur Zwiebel macht kein Gemüse dick, selbst wenn wir Unmengen davon essen würden. Sogar die stärkereichen Kartoffeln und Hülsenfrüchte sind im Verhältnis zu ihrem Sättigungswert kalorienarm. Nur wenn sie zusammen mit viel Fett und Fleisch in den Kochtopf kommen, entwickeln sie sich zu Kalorienbomben. Die Ergebnisse einer wissenschaftlichen Studie über den Gesundheitszustand von Vegetariern verblüfften selbst Fachleute: Wer Gemüse, Getreide und Kartoffeln langfristig in den Mittelpunkt seines Speisezettels stellt, hat kaum Probleme mit den typischen Zivilisationskrankheiten und verfügt über ein leistungsfähiges Immunsystem. Der Cholesterinspiegel bleibt niedrig, das Risiko für hohen Blutdruck und Herz-Kreislauf-Erkrankungen gering.

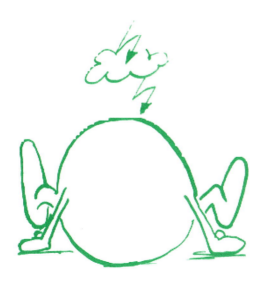

Fitneßtips für das Immunsystem

- Genießen Sie zuckerhaltige Sachen auch nach der Anti-Pilz-Diät nur in Maßen. Ein guter Trick: Süßigkeiten immer bis zum Ende der Mahlzeit aufheben, dann bleiben die Mengen im Rahmen. Zur Not zunächst ein Stück Vollkornbrot essen und erst dann zum Schokoriegel greifen.
- Bleiben Sie dabei, und essen Sie täglich frisches oder tiefgekühltes Gemüse.
- Essen Sie ruhig wieder frisches Obst, aber halten Sie sich bei sehr zuckerreichen Sorten wie Bananen, Trauben und Dosenfrüchten etwas zurück.
- Bringen Sie Abwechslung in den Speisezettel. Wenn Sie immer wieder dasselbe essen, stellt sich leicht ein Mangel an wichtigen Nährstoffen ein. Im schlimmsten Fall kann sich sogar ein Schadstoff anhäufen, wenn er ausgerechnet in einem Gericht steckt, das der Schmalspur-Schlemmer täglich ißt.
- Essen Sie mindestens einmal wöchentlich jodreichen Seefisch. Es dürfen natürlich auch Lachs, Austern, Hummer oder Kaviar sein. Hauptsache, die Jodversorgung stimmt.
- Bringen Sie nicht täglich Fleisch und Wurst auf den Tisch. Versuchen Sie zwischendurch lieber mal vegetarische Köstlichkeiten.
- Sparen Sie an Fett. Weil es den Geschmack hebt und sich in vielen Lebensmitteln versteckt, überziehen wir oft unser Budget gewaltig und belasten damit den Stoffwechsel. Am besten mehr pflanzliche Fette (Öle) und weniger tierische Fette nehmen.
- Machen Sie keine kurzfristigen Abmagerungsdiäten. Essen Sie lieber vernünftig und mit Genuß. Wenn Sie sich im großen und ganzen an die Anti-Pilz-Diät halten, verlieren Sie mit der Zeit ganz von selbst die überflüssigen Pfunde.
- Jagen Sie nicht überzogenen Schlankheitsidealen hinterher. Ihr persönliches Idealgewicht ist eine individuelle, subjektive Größe, die meistens nahe beim Normalgewicht liegt und mit vernünftiger Ernährung ohne große Kalorienzählerei zu halten ist. Es ist das Gewicht, mit dem Sie sich schön, gesund und leistungsfähig fühlen.
- Verwechseln Sie seelische Bedürfnisse nicht mit dem Hunger des Körpers. Wir essen oft mehr, als wir brauchen, wenn es uns an Bestätigung, Abwechslung und Zuwendung mangelt.

Fitneßtips für das Immunsystem

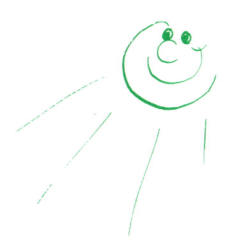
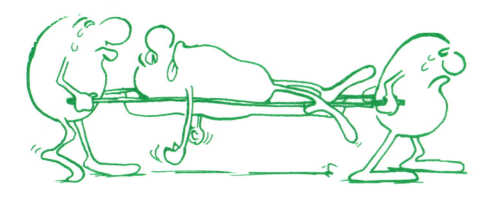

ADRESSEN

Patienten bekommen Rat und Hilfe bei:

■ **Allergieverein in Europa (AVE)**
Selbsthilfegruppe »Candida«
Marienstraße 57
99817 Eisenach

Gegen Einsendung eines frankierten und adressierten Rückumschlages sowie fünf Mark in Briefmarken verschickt der Verein ausführliche Informationen zum Thema »Pilzinfektionen«.

Wissenschaftliche Fachberatung nur für Ärzte:
Hinweise zu Fortbildungsveranstaltungen etc. für Ärzte gibt die:

■ **Deutschsprachige Mykologische Gesellschaft**
c/o Klinik und Poliklinik für Hautkrankheiten
Westfälische Wilhelms-Universität
Herr Professor Siegfried Nolting
von-Esmarch-Straße 56
48149 Münster
Tel: 02 51 / 83 65 36

Diagnostik und Behandlung von Pilzinfektionen:

■ **Institut für Umweltkrankheiten (IFU)**
Im Kurpark 1
34308 Bad Emstal
Tel: 0 56 24 / 80 61

Adressen

Labor, an das Ärzte Proben einsenden können:

Untersuchung von Stuhl-, Haut- und sonstigen Proben auf Pilze sowie Blutanalytik auf *Candida*- und *Aspergillus*-Infektionen:

Labor Dr. Hauss
Postfach 1207
24332 Eckernförde
Tel: 0 43 51 / 34 11

REZEPTREGISTER

A

Auberginen, gebratene 135
Auberginenmus 134
Avocado-Joghurt-Creme 202

B

Bitter, brauner 214
Bohnen, dicke,
    mit Kräutern 138
Bohnen, weiße,
    mit Sardellen 142
Bohnen, weiße,
    mit Tomaten und
    Zwiebeln 140
Bohneneintopf
    mit Haferschrot 139
Bohnengemüse 124
Bohnensalat mit körnigem
    Frischkäse 122
Bratkartoffeln
    mit Hüttenkäse 152
Brauner Bitter 214
Brunnenkressesalat 118
Buchweizen-Kascha 111
Buletten, lockere,
    ohne Brot 159

C

Cashewkekse, süße 228

D

Dicke Bohnen mit Kräutern 138

E

Eier, gefüllte, mit Thunfisch 185
Eier, gekochte, auf Sardellen-
    Knoblauch-Paste 179
Eier, wachsweiche, auf Kerbel-
    Kartoffel-Püree 178
Eierhaber 186
Eierkuchen mit Kräuterpesto 182
Eierkuchen mit Sesam 181
Eingelegte Zucchini 135
Eingelegter Mozzarella 199
Erbsen mit Minze 124
Erbsenpüree, klassisches 137
Erbsensuppe mit Sesam 140
Estragonsauce 190

F

Fächerkartoffeln
    mit Knoblauch 149
Fischauflauf mit Fenchel 172
Fischfilet in der Eihülle 170
Fisch, gedünsteter,
    mit Gemüse 171
Fischkoteletts in Senfsauce 170
Fleischbrühe 230
Fleischcurry mit
    Kokosraspel 166
Fleischragout 160
Forelle blau
    mit Ingwerbutter 175
Frankfurter Grüne Sauce 192
Frische Tomatensauce 191
Frischkäse-Mousse 205
Frühlingszwiebeln,
    geschmorte 127
Fungimüsli 101

Rezeptregister

G

Gebratene Auberginen 135
Gebratene Rumpsteak-
    streifen 167
Gedünsteter Fisch
    mit Gemüse 171
Gefüllte Eier mit Thunfisch 185
Gefüllte Gersten-Eierkuchen 108
Gefüllte Zwiebeln 133
Gegrillte Heringe 172
Gegrillte Lammkoteletts 166
Gegrillter Thunfisch 174
Gekochte Eier auf Sardellen-
    Knoblauch-Paste 179
Gemischter Wintersalat 121
Gemüsebrühe 231
Gersten-Eierkuchen,
    gefüllte 108
Geschmorte Frühlings-
    zwiebeln 127
Geschmorte Schalotten 130
Geschmorter Weizen 112
Geschmortes Sauerkraut 128
Gewürzcreme 203
Gewürztee 212
Gratinierte Kräuterhirse 110
Grüne Salatmischung
    mit Avocado 123
Grünkern-Buletten 108
Gurkengemüse 129

H

Haferknäckebrot 224
Hefefreies Vollkornbrot 220
Heringe, gegrillte 172
Herzoginkartoffeln 147

Hirse-Risotto 110
Hühnerbrühe 229

I

Ingwer-Egg-Nogg 214

J

Joghurt-Eis 202

K

Käseomelett 184
Käsetaschen 222
Kakaotrunk 212
Kartoffelauflauf, scharfer,
    mit Anchovis 153
Kartoffel-Hafer-Plätzchen 154
Kartoffel-Käse-Auflauf 146
Kartoffelkrapfen 152
Kartoffelnocken mit
    Knoblauchquark 156
Kartoffelnudeln mit
    Leinsamen 150
Kartoffelpfannkuchen 147
Kartoffelpüree mit Sesam 151
Kartoffelwürfel mit Sonnen-
    blumenkernen 150
Kichererbseneintopf
    mit Lamm 144
Kichererbsen-Sesam-
    Creme 143
Kleingebäck, pikantes 227
Knoblauchsauce, scharfe 196
Knusperfladen 221
Kohlrabi mit Joghurt 127
Kohlrabi-Möhren-Rohkost 120

243

Rezeptregister

Korianderkekse 223
Kräuter-Omelett 178
Kräuter-Rösti mit Käse 155
Kräuterbutter 193
Kräuterhirse, gratinierte 110
Kräuterkartoffeln 148

L

Lachsröllchen 173
Lammkeule mit Rosmarin 168
Lammkoteletts, gegrillte 166
Limettencreme 209
Linsengemüse mit
    Hüttenkäse 142
Linsen mit Senfsauce 138
Linsen mit Spinat 143
Linsensuppe 141
Lockere Buletten ohne Brot 159
Löwenzahnsalat 118

M

Makrelen auf Porreegemüse 173
Mandelsauce, scharfe 194
Mascarponecreme, süße 207
Mayonnaise 188
Minz-Eis 203
Möhren-Eierkuchen mit
    Senf-Sahne 180
Möhrengemüse 130
Mokka-Creme 207
Mozzarella, eingelegter 199

N

Nußquark 204

O

Omelett mit Avocado-Curry-
    Creme 179

P

Peppermint-Drink 213
Persillade 193
Pesto 195
Petersilienbutter 194
Pfeffersteak 165
Pikantes Kleingebäck 227

Q

Quark-Gnocchi 199
Quiche Lorraine 225

R

Rinderfilet in Folie 162
Rindsrouladen 163
Roastbeef in Salzteig 164
Rote-Bete-Drink 213
Rote-Bete-Gemüse 131
Rote-Bete-Salat
    mit Meerrettich 119
Rotkohl 125
Rührei er mit Krabben-
    Zwiebelsauce 183
Rührei er mit Lachs
    und Kaviar 182
Rührei er mit Sauerampfer 184
Rumpsteakstreifen,
    gebratene 167

Rezeptregister

S

Salatmischung, grüne,
  mit Avocado 123
Sardinen, überbackene 174
Sauce hollandaise 191
Sauerkraut, geschmortes 128
Schalotten, geschmorte 130
Scharfe Knoblauchsauce 196
Scharfe Mandelsauce 194
Scharfer Kartoffel-Auflauf
  mit Anchovis 153
Schaum-Omelett 208
Schokoladenflan 206
Schokoladenpfannkuchen 204
Schwarzwurzeln 134
Schweinekoteletts mit
  Senfcreme 160
Schweinerückensteaks mit
  Zwiebelpüree 161
Sellerie-Rohkost 120
Senf ohne Zucker 158
Senf-Sahne-Sauce 192
Soleier 187
Süße Cashewkekse 228
Süße Mascarponecreme 207

T

Thunfisch, gegrillter 174
Thunfischschnitzel 171
Tomaten-Cocktail 213
Tomatensauce, frische 191
Tournedos mit Spiegelei 165
Tsatsiki – Gurkensalat
  mit Joghurt 123

U

Überbackene Sardinen 174

V

Vollkorn-Pfannkuchen 107
Vollkorn-Waffeln 205
Vollkornbrot, hefefreies 220

W

Wachsweiche Eier auf
  Kerbel-Kartoffel-Püree 178
Walnuß-Sauce 196
Weiße Bohnen mit Sardellen 142
Weiße Bohnen mit Tomaten
  und Zwiebeln 140
Weizen, geschmorter 112
Weizencurry mit Gemüse 109
Windbeutel mit Mandel-
  sahne 226
Wintersalat, gemischter 121
Wirsinggemüse 131
Wurstsalat mit Rettich 121

Z

Zitronenbutter 190
Zitronensauce 189
Zucchini, eingelegte 135
Zucchini mit Nuß-Quark-
  Füllung 132
Zwiebeln, gefüllte 133

Das Fachbuch für den Therapeuten

- Diagnose
- Therapie
- Diät
- Kasuistiken
- Mikrobiologie

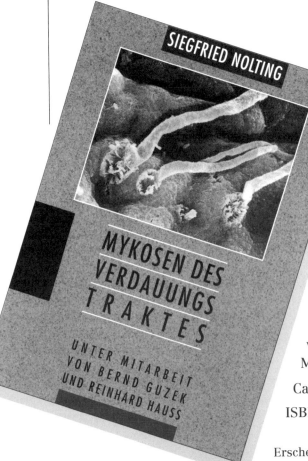

Professor Dr. med. Siegfried Nolting:

Mykosen des Verdauungstraktes.

Unter Mitarbeit von Dr. rer. nat. Reinhard Hauss und Dr. med. Bernd Guzek.

Verlag: medi – medizinisch- wissenschaftlicher Mediendienst, Hamburg.

Ca. 140 Seiten, 38 DM.

ISBN 3-9803957-0-7

Erscheint im Oktober 1994

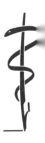